BEI GRIN MACHT SICH IHR WISSEN BEZAHLT

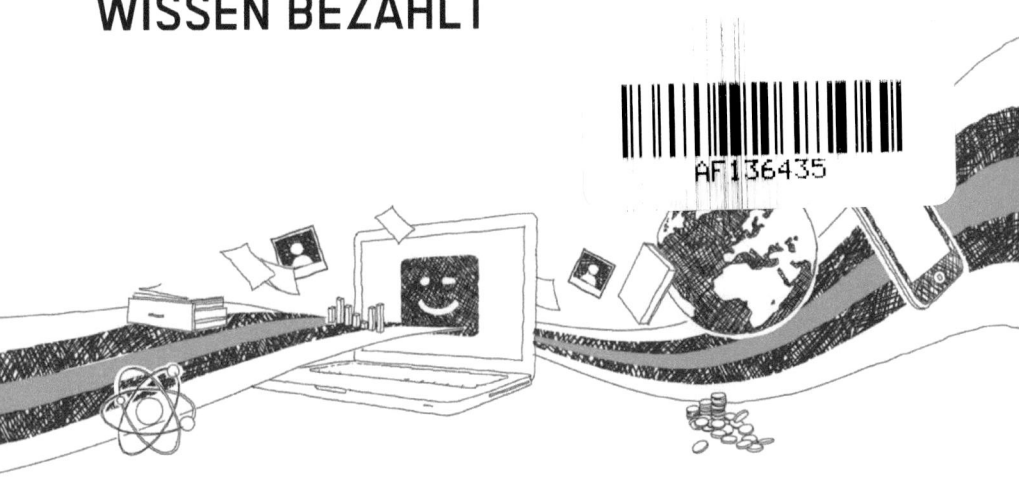

AF 136435

- Wir veröffentlichen Ihre Hausarbeit, Bachelor- und Masterarbeit

- Ihr eigenes eBook und Buch - weltweit in allen wichtigen Shops

- Verdienen Sie an jedem Verkauf

Jetzt bei www.GRIN.com hochladen und kostenlos publizieren

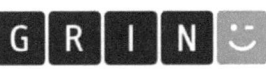

Bibliografische Information der Deutschen Nationalbibliothek:

Die Deutsche Bibliothek verzeichnet diese Publikation in der Deutschen National-
bibliografie; detaillierte bibliografische Daten sind im Internet über http://dnb.d-
nb.de/ abrufbar.

Impressum:

Copyright © 2017 GRIN Verlag
Druck und Bindung: Books on Demand GmbH, Norderstedt Germany
ISBN: 9783346066268

Dieses Buch bei GRIN:

https://www.grin.com/document/503404

Julia Schart

Aktive Wassertherapie bei chronischen aspezifischen Schmerzen am unteren Rücken

GRIN Verlag

GRIN - Your knowledge has value

Der GRIN Verlag publiziert seit 1998 wissenschaftliche Arbeiten von Studenten, Hochschullehrern und anderen Akademikern als eBook und gedrucktes Buch. Die Verlagswebsite www.grin.com ist die ideale Plattform zur Veröffentlichung von Hausarbeiten, Abschlussarbeiten, wissenschaftlichen Aufsätzen, Dissertationen und Fachbüchern.

Besuchen Sie uns im Internet:

http://www.grin.com/

http://www.facebook.com/grincom

http://www.twitter.com/grin_com

- THIM van der Laan -
Internationale Hogeschool voor Fysiotherapie

Bachelorarbeit

Aktive Wassertherapie bei chronischen aspezifischen Schmerzen am unteren Rücken

Verfasst und vorgelegt von

Julia Schart

zur Erlangung des akademischen Grades

'Bachelor of Science' in Physiotherapie

Schwarzenfeld, 15. Oktober 2017

Vorwort

Der Grund warum ich gerade dieses Vorwort schreibe beginnt wohl im Herbst 2013. Damals im September begann ich meine PT-Ausbildung an der Döpfer-Schule Schwandorf und hatte zu dem Zeitpunkt noch keine Ahnung was demnächst alles auf mich warten würde. Ich hatte 2013 gerade mein Studium der Germanistik/Amerikanistik und Kommunikation an der Uni Regensburg abgeschlossen als ich für mich erkannte, dass mir eine praktische Komponente im zukünftigen Arbeitsalltag fehlen würde – Medizin, Körperwahrnehmung, Sport. So entschloss ich kurzerhand ein neues Projekt in Angriff zu nehmen: nämlich in die Welt der 'Physiotherapie' einzusteigen. Während dieser Monate hatte ich viele Zweifel, ob mein bisheriger Werdegang überflüssig sei, und ob bisher nur Jahre verschwendeter Zeit ins Land gingen, wenn ich doch plötzlich eine völlig andere berufliche Richtung einschlage. Mittlerweile kann ich für mich behaupten, dass die Grundlagen, die ich in meinem Studium an der Uni Regensburg legen durfte, für mich eine Basis hinsichtlich der akademischen Physiotherapie sind. Und zwar aus sprachlicher, kommunikativ-interagierender und international-wissenschaftlicher Perspektive. Es ist beeindruckend retrospektiv zu betrachten, wie viel Vorankommen innerhalb von 4 Jahren möglich ist – ein abgeschlossenes PT-Examen, einige kleinere Fortbildungen, ein fast abgeschlossenes internationales PT-Studium und viele neue Ideen für die Zukunft. Mir war bisher immer klar, dass ich keinen Beruf einschlagen möchte, bei dem ich auf ewige Zeit orts- und tätigkeitsgebunden arbeiten müsse. Die Welt ist zu groß, um auf einer Stelle stehen zu bleiben und um das berühmte 'Blicken über den Tellerrand' zu vernachlässigen. Ich möchte vorankommen, Visionen, Wünsche und Vorstellungen realisieren: aus eigener Kraft oder zusammen mit meinen BMK-Kollegen, die mich in den letzten drei Jahre begleitet haben. Ich möchte Wissen und Neugier aus meinem vorherigen Studium mit den Grundlagen dieses Studiums verbinden und Richtungen eröffnen, die bisher wenig beachtet wurden, wie z.B. die Tatsache mehr kommunikative Interaktion in den Alltag von Physiotherapie-Praxen einzubinden. Pragmatisch gesehen gibt es keine Grenzen nach oben, solange man selbst mit Freude und Motivation mit einem Interessensgebiet verhaftet ist. Dabei hilft es stets sich zu reflektieren und das eigenes Handeln und das der anderen Menschen anzuzweifeln und zu hinterfragen. Ich habe keine Lust mich mit Dingen zu beschäftigen, die Stillstand bedeuten. Doch was sind die Ursachen, die momentan Stillstand in der deutschen Physiotherapie erzeugen? Was sind die Gründe, die festgefahrene Gewohnheiten der eigenen Person oder die fest verkrusteten Strukturen der Physiotherapie, ungeachtet dahinsiechen lassen? Das gilt es in Zukunft herauszufinden und zu verändern. Bildet Euch Eure eigene Meinung! Lebt Akzeptanz sowie Toleranz und seid stets bereit die kritische Diskussion mit anderen zu suchen! Sowohl die Wissenschaft als auch die gesamte Gesellschaft braucht Weltanschauungen und Ideale, die das Pro und Contra jedes Themas abwägen. Dadurch gelingt es uns vielleicht eher im friedlichen Diskurs einen Konsens für respektvolles gegenseitiges Handeln und Behandeln erzeugen zu können.

Zusammenfassung Schart 4

Hintergrund:

Rückenschmerzen zählen zu den primären Beschwerdearten der Bevölkerung. Die Prävalenz im Zeitraum eines gesamten Lebens liegt bei 84% der Bevölkerung. 10% der Rückenschmerzpatienten klagen auch über einen Zeitraum von 12 Wochen hinaus über dorsale Beschwerden. Wird ein Zeitfenster von 3 Monaten überschreitet, spricht man von einer Chronifizierung der Schmerzen. Die Frage ist wie es wäre Bewegungstraining statt im Fitness- oder KG-Raum einer Praxis, im Wasser durchzuführen. Es Eine ganze Reihe an Vorteilen sprechen für Therapiemaßnahmen im Wasser. In den 90er Jahren des 20. Jahrtausends hieß es, Bewegung im Wasser sei für Patienten mit Schmerzsymptomatiken erträglicher als an 'Land' sei. Die wissenschaftliche Lage besagt, dass Bewegungstraining im Wasser eine sichere, effektive und kostengünstige Methode sei, um Patienten mit chronischen lumbalen Rückenschmerzen (chronic low back pain - CLBP) zu behandeln.

Zielvorstellung:

Ziel ist es Patienten und Therapeuten zu aktiven Therapiekonzepten anzuregen, die über die klassischen 'Hands-on'-Methoden an der Behandlungsbank hinausgehen. Der tiefere Sinn dahinter ist es grundsätzlich, darauf aufmerksam zu machen, dass aktives Training, anders als Massage, de facto das Mittel zur Wahl bei Rückenschmerzen darstellt.

Fragestellung:

Was ist der Effekt von aktivem Bewegungstraining im Wasser bei Patienten mit chronischen aspezifischen lumbalen Wirbelsäulenschmerzen bezüglich der Schmerzintensität?

Methode:

Literaturrecherche in wissenschaftlichen Datenbanken wie Pubmed oder PEDro. Voraussetzung hierfür war es nur CCTs oder RCTs mit einer 10-Jahres Aktualität als Grundlage zu verwenden. Gesucht wurde im Hinblick auf eine PIO-Fragestellung.

Ergebnisse:

Grundlage sind 4 Studien zum oben genannten Thema. Die höchsten Effekte von Schmerzreduzierung erhielt man während des Zeitraums des aktiven Bewegungstrainings. Die Studien selbst waren allesamt mit einem p-Wert < 0.05 belegt. Die signifikantestens Mittelwerte bezüglich der Schmerzreduzierung aller 4 Studien lagen auf einer VAS (cm, 0 – 10) zwischen 1.5 – 4.99.

Konklusion:

Effektivste Kombination aller Interventionen: ein kurzzeitiges, hoch frequenentiertes aktives Bewegungstraining im Wasser führt effektiver zu initialer Schmerzreduzierung und gesteigerter Wirbelsäulenbeweglichkeit als Bewegungstraining an Land. Aktive Aquatherapie zusammen mit neurophysiologischer Schmerzedukation steigert diese Wert erneut um ein Vielfaches.

Abstract

Background:

Back pain is one of the most common complaints in modern industrial society. Related to a human's entire lifetime, the prevalence for catching back pain is up to 84% among the whole population. 10% of those afflicted individuals also report on permanent back pain for 12 weeks and beyond. Once exceeding a time frame of 3 months, pain symptoms are being considered as chronified. Now the question is, how exercising in water differs from general land-based exercising. A whole slew of benefits argues for water-based exercising. At the end of the 20th century, experts found that water-based exercising is far more acceptable for patients suffering from chronic unspecific low back pain (CLBP). Current research proves that water-based exercising might be a secure, relieving and cost-saving intervention for treating people with CLBP.

Objective:

The target of this bachelor-thesis is to encourage both, patients and therapists for mainly applying active intervention concepts instead of merely using passive 'hands-on' techniques. The basic intention behind this work is to indicate that apart from massage, active exercising is de facto the superior means of treating CLBP.

Purpose:

What is the effect of active water-based exercising with patients suffering from chronic aspexific low back pain related to the outcome of pain intensity?

Methods:

The overall literature research was mainly based on questing in databases like Pubmed and PEDro. General quality requirements for each study were that all studies used needed to be set up during the previous 10 years. In addition to that, only CCTs (Clinical Controlled Trials) and RCTs (Randomized Controlled Trials) were accepted. The thesis structure was built up as a PIO-question.

Results:

A small amount of 4 studies was intented to be the basis for researching on the overall thesis question. Noticible was that the highest rate of pain reduction was witnessed during periods of active exercising. The studies itself were all documented with a hazard ratio of $p < 0.05$. Regarding pain relief, the most significant averages were recorded on a VAS-range (cm, 0 -10) from 1.5 – 4.99.

Conclusion:

By combining the most effective interventions, the advice for initial CLBP relief is: a short-term, highly-frequented and active water-based exercise program, which also leads to a better improved spine flexibility in contrast to land-based exercising. Aqua-exercising along with neurophysiological education additionally multiplies the effects of pain relief in many cases.

Inhaltsverzeichnis

1. Einleitung

1.1 Hintergrundinformation

Rückenschmerzen zählen hierzulande zu den primär vertretenen körperlichen Beschwerdearten der Bevölkerung. Während, bezogen auf einen einwöchigen Zeitraum einerseits Frauen etwas häufiger als Männer von Rückenschmerzen betroffen sind (w → 39% / m → 31%), sind es andererseits die Männer, die Rückenbeschwerden im Laufe ihrer beruflichen Karriere als Hauptursache für eine Erwerbsunfähigkeit aufweisen. Frauen rangieren hierbei lediglich auf dem zweiten Platz, obwohl diese prozentual öfter darunter leiden (Eckhardt, 2011). Betrachtet man die Prävalenz diesbezüglich im Zeitraum eines gesamten Lebens, so klagen irgendwann 84% der Menschen über Rückenschmerzen (Airaksinen et al., 2006). Ein Grund warum man sich näher mit der Behandlung bzw. Prävention von Dorsopathien beschäftigen sollte, sind die durch z.b. Schmerz und Bewegungseinschränkung verursachten Kosten für die deutsche Volkswirtschaft. Diese belaufen sich laut Zahlen aus dem Jahre 2015 auf in etwa 40 bis 50 Milliarden Euro in der Gruppe der 18 – 75-jährigen Patienten (Die Bundesregierung, 2015, Absatz 4; Eckardt, 2011). Zusammengesetzt aus physikalischen Therapien, Operationen, sowie medikamentösen Therapien, entfällt ein finanzieller Hauptkostenpunkt auf einen vorzeitigen Rücktritt vieler Arbeitnehmer aus dem Arbeitsverhältnis. Dies fällt letztendlich zulasten der jeweiligen Unternehmen, die aufgrund der Arbeitsausfälle ihrer Angestellten beispielsweise beträchtliche Einbußen in Produktion oder Vertrieb verzeichnen müssen (Die Bundesregierung, 2015, Absatz 4).

Eine erhöhte Disposition für Rückenschmerzen sei, wie oben bereits erwähnt, bei Männern, bei Personen höheren Lebensalters, bei ledigem Status, bei niedrigerem Schulabschluss oder bei Freistellung aus dem Arbeitsleben zu erwarten (Wenig, Schmidt, Kohlmann, Schweikert, 2009). Dies beweist, dass Beschwerden im Bereich der Wirbelsäule zum einen zwar körperlich bestimmt, zum anderen aber auch Ursachen psychischer Natur sein können. Jene Problematiken, die bei Menschen mittleren oder höheren Lebensalters oft durch berufliche Situationen hervorgerufen werden, sind bei jüngeren Personen bzw. Jugendlichen nicht selten durch strukturelle Veränderungen des Bewegungsapparates zu erkennen. Diese können gekennzeichnet sein durch z.B. hypertone oder kontrakte Muskelgruppen im Gebiet von Beinen, Becken, Nacken, ebenso wie Muskeldysbalancen in Form von hypotonen Muskeln (z.B. abdominale, pektorale, gluteale, skapuläre Muskulatur und im Bereich des thorakalen Wirbelsäulenabschnittes) (Eckardt, 2011). Was nun, aber die temporäre Einteilung von Rückenschmerzen anbelangt, so unterscheiden die meisten Leitlinien in Bezug auf dieses Thema zwischen akuten (Schmerzzeitraum bis zu 6 Wochen), subakuten (Schmerzdauer bis zu 12 Wochen) und chronischen Rückenschmerzen (Schmerzdauer länger als 12 Wochen) (Eckardt, 2011). Im Hinblick auf die Präsenz von akuten oder subakuten Rückenschmerzen stellten Nachemson (1992) und Waddell (1992) bereits früh fest, dass prozentual gesehen der Großteil aller Rückenschmerzpatienten anfänglich auf eine ärztliche bzw. therapeutische Behandlung verzichtet, die physiologische Heilungsdauer von 6 – 8 Wochen dennoch von nahezu jedem zweiten Betroffenen schließlich in Form eines Arztbesuches interveniert wird. Bei der Mehrheit jener Patienten ist die Problematik nach diesem Zeitraum meist verschwunden. Die übrigen ca. 10% der betroffenen Rückenschmerzpatienten klagen auch über einen Zeitraum von 12 Wochen hinaus über dorsale Beschwerden. Sobald dieser Zustand des Unbehagens also ein festgelegtes andauerndes Fenster von 3 Monaten überschreitet, spricht man von einer beginnenden Chronifizierung der Schmerzen. Da hierbei für den Patienten eine dauerhafte Schmerzsituation im Alltag vorherrscht, liegt es nahe, dass aufgrund von bis dato ungeklärten definitiven Entstehungsursachen mit geraumer Zeit auch z.B. Angst- und Depressionsgedanken (Schneider, Mohnen, Schiltenwolf & Rau, 2007) hinzutreten. Folglich kann dies den chronifizierten Problemzustand verstärken und somit eine Heilung erschweren. Gerade hier ist es demnach so wichtig Licht ins Dunkel zu bringen und Behandlungsansätze in den Fokus zu rücken, die höchstwahrscheinliche Erfolge in Bezug auf Schmerzreduzierung oder Wiedererlangung der Arbeitsfähigkeit bestätigen. Nachvollziehbar ist somit, dass Patienten mit chronischen lumbalen Rückenschmerzen (chronic low back pain = CLBP) aufgrund häufig 'leerer' Versprechungen eine niedrige Frustrationsschwelle besitzen (Bello, Kalu, Adegoke & Agyepong-Badu, 2011). So stehen sie erwiesenermaßen verschiedenen Behandlungsansätzen, die als DIE einzige Lösung hinsichtlich ihrer Problematik propagiert werden, tendenziell äußerst skeptisch gegenüber (Haldeman & Dagenais, 2008). Trotz allem suchen aber viele der CLBP-Patienten bewusst die Hilfe bei Physiotherapeuten, um ihre Schmerzen langfristig zu reduzieren oder Beweglichkeit zurückzugewinnen (Airaksinen, 2006; Breivik, Collett, Ventafridda, Cohen & Gallacher, 2006). Untersuchungen in der Vergangenheit zeigen, dass aktive Bewegung chronisch lumbale Rückenschmerzen de facto effektiv reduzieren kann (Rainville, Hartigan, Martinez, Limke, Jouve & Finno, 2004; Shnayderman & Katz-Leurer, 2013). Auch Lin, Macedo, Barnett, Smeets & Verbundt weisen 2011 darauf hin: Rückenschmerz seien nicht selten mit einem niedrigem Status an körperlicher Fitness verbunden. So zeigen sich bei CLBP-Patienten, in unterschiedlichen Ausprägungen, typische Merkmale wie beispielsweise eine verminderte körperliche Ausdauer, reduzierte Muskelkraft oder eine atrophierte Muskulatur durch zu wenig Bewegung (Geisser & Theisen-Goodvich, 2005). Ebenso zu bestätigen sind mitunter Symptome wie ein vermindertes Kraftpotential im Bereich der Bauchmuskulatur und der Wirbelsäulenextensoren. Allgemeines Kräftigungstraining, gezielte Wirbelsäulenstabilisation oder Bewegungstraining innerhalb einer Gruppe sind Optionen, um einem permanenten Status von CLBP oder rezidiven Phasen dieses Zustandes entgegenzuwirken (Maher, 2004). All dies sind Ansatzpunkte und Übungsindikationen mit denen Physiotherapeuten, die sogenannten Bewegungsspezialisten, tagtäglich konfrontiert sind. Nun stellt sich aber die Frage, wie es denn wäre diese Art von Bewegungstraining nicht im herkömmlichen Fitness- oder KG-Raum einer Praxis oder eines Krankenhauses auszuführen, sondern im Wasser. So gibt es eine ganze Reihe an Vorteilen, die für Therapiemaßnahmen im Umfeld dieses Elementes sprechen. Bereits in den 90er Jahren des zurückliegenden Jahrtausends beschrieben Konlian, McNeal & Ferrell (1999, 1990, 1998), dass Bewegung im Wasser für Patienten mit Schmerzsymptomatiken meist erträglicher als an 'Land' seien. Grund dafür sind zum einen der hydrostatische Druck und zum anderen die jeweilige Wassertemperatur – beide Komponenten sorgen dafür, dass Schmerz über die sensorische Wahrnehmung der Haut als geringer empfunden wird. Ein weiterer positiver Aspekt, der diesen Trainingsansatz im Wasser untermauert sind die reduzierte Belastung der körperlichen Gelenke und die Verringerung des axialen Drucks auf die Wirbelsäule (Camilotti, Rodacki, Israel & Fowler, 2009). Die individuelle Anpassung der Bewegungsgeschwindigkeit gegen den Wasserwiderstand führt zu Muskelkräftigung (D'Acquisto, D'Acquisto & Renne, 2001), was besonders Menschen mit geringem Fitnesslevel zugute kommt (Tsourlou, Benik, Dipla, Zafeiridis & Kellis, 2006).

Die aktuelle wissenschaftliche Lage gibt ansatzweise Auskunft darüber, dass Bewegungstraining im Wasser eine sichere, effektive und obendrein kostengünstige Methode sei, um Patienten mit CLBP zu behandeln (Silva, Valim, Pessanha, Oliveira, Myamoto, Jones & Natour, 2008; Yozbatiran, Yildirim & Parlak, 2004; Sjogren, Long, Storay & Smith, 1997; Ariyoshi et al., 1999; Dundar, Solak, Yigit, Evcik & Kavuncu 2009). Dennoch gibt es im Gesamten betrachtet wenig Erkenntnis darüber, ob Übungstherapie im Wasser, abgesehen vom Schonungsfaktor, tatsächlich effizienter oder weniger effizient als Training auf trockenem Boden sei (Bello et al., 2011).

Mit dieser vorliegenden Arbeit, in Form einer reinen wissenschaftlichen Literaturrecherche, gilt es anhand von vier Studien grundsätzlich herauszufinden, welchen Effekt aktives Bewegungstraining im Wasser bei Patienten mit chronischen aspezifischen lumbalen Wirbelsäulenschmerzen bezüglich der Schmerzintensität besitzt.

1.2 Zielsetzung

Gerade bei Patienten mit chronischen Rückenschmerzen, die für die jeweilige Physiotherapiepraxis eine längerfristige 'Kundschaft' darstellen, ist es das Ziel Therapeutenkollegen zur Anwendung von diversen Maßnahmen zu motivieren, die nicht in die Kategorien der reinen üblichen 'Hands-on' Techniken (wie z.B. Massage) fallen. Um für den Patienten ein neues PT-Bild zu prägen, welches fernab von etwaigen massierenden Fachkräften liegen soll, ist es enorm wichtig, dass Therapeuten selbst mit neuem Selbstbewusstsein und überzeugter Aussagekraft an den Patienten herantreten, um dadurch bei diesem die nötige Compliance zu erwecken. Gleichzeitig ist es das Ziel die Linderung von 'chronischen Rückenschmerzen' bzw. die Beweglichkeit im LWS Bereich nachhaltig positiv beeinflussen zu können. Das Krankheitsbild CLBP ist vielleicht in vieler Augen ein 'abgedroschenes' und viel diskutiertes Thema. Die Relevanz dieser Problematik liegt vielleicht gerade deshalb darin, dass eine derart hohe Anzahl an Betroffenen, trotz Teilnahme an Trainingseinheiten oder Physiotherapie, nach wie vor besteht. Es müssen also Gründe existieren warum, Patienten immer wieder in diese Art von 'Leidenszustand' verfallen, statt langfristige Heilung ihrer Schmerzsymptomatik zu erfahren. Erfahrungsgemäß setzt sich die hierfür anvisierte Zielgruppe hauptsächlich aus Personen ab dem mittleren Lebensalter zusammen, die meist einer sitzenden beruflichen Tätigkeit nachgehen/nachgingen und wenig Motivation für Eigenaktivität aufweisen. Würde man es also schaffen, eine große Anzahl dieser CLBP-Patienten dauerhaft dazu zu bewegen, nicht alltägliche Bewegungskonzepte, wie z.B. aktives Bewegungstraining im Wasser durchzuführen, wäre es denkbar, dass derartige sportliche Handlungen auch ein Umdenken hinsichtlich der persönlichen körperlichen Wertschätzung mit sich bringen. Macht der Patient erst die positive Erfahrungen in Bezug auf physische Aktivität und damit verbundene Schmerzreduzierung (Rainville et al., 2004; Shnayderman & Katz-Leurer, 2013) wird auch die Motivation steigen dieses Gefühl immer wieder erleben zu wollen.

In Bezug auf das Begleitprodukt zur Bachelorarbeit sieht der Plan folgendermaßen aus: Zunächst einmal soll sich der Inhalt dieser Untersuchung an das Therapeutenteam der orthopädischen Physiotherapiepraxis 'PhyZio' Schwandorf wenden – eine Ausweitung auf umliegende Praxen kann gegebenenfalls vorgenommen werden. Als dafür verwendetes Medium soll eine eigens hierfür angefertigte Powerpointpräsentation oder gegebenenfalls ein, dafür extra verfasster, journalistischer Fachartikel dienen. Der tiefere Sinn dahinter ist es grundsätzlich, einerseits darauf aufmerksam zu machen, dass aktives Training de facto das Mittel zur Wahl bei Rückenschmerzen darstellt. Andererseits bedeutet dies nicht, Bewegungstraining im Wasser müsse ab sofort bei jedem Patienten angewendet werden – ein Weiterdenken im Sinne einer gemeinsam, mit dem CLBP-Patienten, motivierenden Beratung zu dieser Art von Aktivität, würde bereits einen Erfolg für Therapeut und Klient darstellen. Ebenso denkbar wäre die Option, anhand der letztendlich neu gewonnen wissenschaftliche Argumentationsgrundlagen zukünftige Kooperationen mit Schwimmvereinen oder Aquasportgruppen aufzubauen. Interprofessionelle und berufsübergreifende Netzwerke sind bereits heutzutage und in Zukunft, noch weitaus mehr, die Grundlage für Qualität und effektive Zusammenarbeit.

1.3 Fragestellung

Wie am Ende des ersten Unterkapitels zur 'Einleitung' bereits angesprochen wurde, liegt das Ziel dieser Arbeit darin, nicht das herkömmliche Bewegungstraining an Land bei lumbalen Rückenschmerzen genauer zu betrachten, sondern die aktive Behandlung jener Problematik im Umfeld von Wasser. Wichtig anzumerken ist hierbei, dass es sich bei der vorliegenden Untersuchung zu keiner Zeit um hydrotherapeutische Anwendungen wie Güsse, Wickel, Waschungen oder dergleichen handelt. Obwohl der Titel mancher hier verwendeter Studien diese Vermutung erwecken mag, drehen sich die inhaltlichen Aspekte jener vier wissenschaftlichen Literaturgrundlagen ausschließlich um Wassertherapie im Sinne von aktivem Bewegungstraining. Der genaue Wortlaut der PIO-Fragestellung zeigt sich demnach wie folgt:

Was ist der Effekt von aktivem Bewegungstraining im Wasser bei Patienten mit chronischen aspezifischen lumbalen Wirbelsäulenschmerzen bezüglich der Schmerzintensität?

1.4 Methode

Die vorliegende Arbeit setzt sich ausschließlich aus einer reinen Literaturrecherche zusammen, was bedeutet, dass hierfür themenspezifische Studien in verschiedenen wissenschaftlichen Datenbanken gesucht wurden. Ziel war es, diese hinterher auszuwerten, zu interpretieren und miteinander zu vergleichen. Das daraus hervorgehende Ergebnis trägt schließlich zur Beantwortung der eingangs festgelegten Fragestellung bei. Im Gegenzug bedeutet dies gleichermaßen, dass in diesem Fall keine eigenen wissenschaftlichen Erkenntnisse in Form von aktiven Forschungsprojekten erzeugt werden. Als verwendete Suchmethode wurde hauptsächlich mit Bool'schen Operatoren gearbeitet.

Bei der folgenden Literaturrecherche wurde darüber hinaus mit diversen Begriffen gearbeitet, die oftmals keine effektiven zielgerichteten Ergebnisse erzielten – folgende Suchbegriffe wurden exemplarisch verwendet: low back pain / low back / lumbar / lumbal / lumb* AND (in verschiedenen Kombinationen angeknüpft) → balneotherapy / water therapy / hydrotherapy / water / balneo / hydro / aquatherapy / aqua / H_2O / balne* / flood / float* / dilution / bath* / drown / immersion / Kneipp.

Da viele Suchanfragen mit oben genannten Suchwörtern keine Ergebnisse lieferten, werden aufgrund, der textlichen Ausdehnung, nur die tatsächlich zielführenden Suchanfragen unten aufgelistet (siehe Tabelle 1/2/3/4: Suchtabelle 1/2/3/4). Dabei ist anzumerken, dass zwar in früheren Jahren (z.B. in den 90er Jahren des 20. Jahrhunderts) einige Studien mehr zu diesem Thema angefertigt wurden. Aufgrund des 10 Jahres Filters, ist die Anzahl der verfügbaren Studien bis dato stark eingegrenzt. Der generelle Suchzeitraum erstreckt sich in etwa auf zwei Monate. Eine weitere Aufnahme eines erneuten ausgedehnten Suchzeitraumes wäre insofern hinfällig gewesen, da es bereits in jenem temporären Rahmen eine Herausforderung darstellte eine ausreichende Anzahl an aktuellen Studien zu finden, die den jeweiligen wissenschaftlich notwendigen Kriterien entsprachen. So gibt es dennoch zu dieser Thematik ebenso einige Reviews oder Grundlagen, welche das aktuelle 10-Jahres Intervall überschreiten. Die benötigten Literaturquellen hingegen sollten die Betitelung eines RCT oder CCT besitzen. In Bezug auf die vorliegende Fragestellung lag die Voraussetzung zudem darin, dass die Studien nur Untersuchungen enthielten, bei denen die Wirkung von aktiver Wassertherapie auf das Outcome 'Schmerz' dokumentiert werden sollte. Führten bestimmte Studien nun additive Interventionen - neben dem aktiven Bewegungstraining im Wasser - mit auf, wäre es fraglich welche Intervention nun tatsächlich mehr oder weniger auf das Outcome 'Schmerz' eingewirkt hätte. Ebenso schien es schier unmöglich eine akzeptable Anzahl an Studien zu finden, die beispielsweise Bewegungstherapie im Wasser mit Bewegungstherapie an Land vergleiche. Zweifelsohne existieren Studien in dieser Richtung – der entscheidende Aspekt liegt lediglich darin, all die oben genannten Komponenten und Prämissen in einer Studie zu vereinen. Genau aus diesem Grund, wurde statt, mit einem Blick auf eine PICO-Fragestellung, mit einer PIO-Fragestellung gearbeitet. Vergleicht man nun die aktuell vorliegenden Studiengrundlagen, so wird deutlich, dass auch hier einige Quellen zwei Therapieformen miteinander vergleichen. Entscheidend ist dennoch nur das jeweilige Outcome in Bezug auf das aktive Bewegungstraining im Wasser – und dies wird in allen vier Studien, mitunter auch, als alleinige Intervention ohne Zusatzanwendungen betrachtet. Die nachfolgenden vier Suchtabellen beschreiben an dieser Stelle, wie es jeweils zur Extraktion der vier wissenschaftlichen Literaturgrundlagen für diese Arbeit kam. Neben der Suche in PubMed wurde eine weitere PEDro Recherche anberaumt. Abgesehen von der meist üblichen Suche durch 'Queries', führte auch die Suche mit Bool'schen Operatoren zu teilweise erfolgreichen Suchergebnissen. Die Tabellen 1 bis 4 zeigen in sich geschlossen jeweils den Suchprozess bis hin zur jeweils final ausgesuchten Literaturstudie, die die vorab festgelegten qualitativen Bedingungen erfüllte. Während somit unzählige Suchanfragen ins Nichts führten, lag das Geheimnis eines erfolgreichen Suchergebnisses meist im Einsatz spezifischer 'Triggerwörter'. Wurden diese thematisch repräsentativen Begriffe zielgerichtet eingesetzt, konnte man eine gewisse Anzahl aussichtsreicher Ergebnisse vermuten (siehe Tabelle 1: Suchtabelle 1). Die PEDro Suche (Tabelle 2: Suchtabelle 2) verlief ebenso dahingehen zielführend, dass bei der vierten Suchanfrage zwar 42 Ergebnisse im Raum standen – unter diesen jedoch, konnte man überschaubar und zeitsparend das jeweilige Endprodukt auswählen. Des Weiteren waren auch die Ergebnisse von den, in Tabelle 3 (Suchtabelle 3) und Tabelle 4, aufgelisteten Suchoperationen (Suchtabelle 4) rasch ermittelt. Der entsprechende Verweis auf den/die Autor(en) zur zugehörigen Wissenschaftsquelle ist sichtbar direkt unter den einzelnen Tabellen aufgeführt. Abgesehen von diesen Quellen, fanden zu keiner Zeit Fach-/Experten- oder Beratungsgespräche mit Spezialisten bezüglich dieser Sachthematik statt.

Tabelle 1: Suchtabelle 1

Datum	Such-maschine	Schlüsselwörter	Such-strategie	Filter	Sucher-gebnisse	Relevante CCT/RCT Studien
17.10.16	PubMed	aqua AND low back pain	Queries	Gilt für alle Suchvorgänge! Article Types: Controlled Clinical Trial, Randomized Controlled Trial / Publication Dates: 10 years	0	0
		aquatic therapy AND back			13	11

Tabellarische Übersicht der Literatursuche bis → Studie (Baena-Beato et al., 2014)

Tabelle 2: Suchtabelle 2

Datum	Such-maschine	Schlüsselwörter	Such-strategie	Filter	Sucher-gebnisse	Relevante CCT/RCT Studien
17.10.16	PEDro	hydrotherapy	Bool	Gilt für alle Suchvorgänge! Keine Filter verwendet	679	?
		hydrotherapy AND back pain			85	?

						Schart 14
		pain			64	?
		hydrotherapy AND low back pain				
		hydrotherapy AND chronic low back pain			42	1

Tabellarische Übersicht der Literatursuche bis → Studie (Bello et al., 2011)

Tabelle 3: Suchtabelle 3

Datum	Such-maschine	Schlüsselwörter	Such-strategie	Filter	Sucher-gebnisse	Relevante CCT/RCT Studien
21.09.16	PubMed	balneotherapy low back pain	Queries	Gilt für alle Suchvor-gänge! Article Types: Controlled Clinical Trial, Randomized Controlled Trial / Publication Dates: 10 years	9	1

Tabellarische Übersicht der Literatursuche bis → Studie (Dundar et al., 2009)

Tabelle 4: Suchtabelle 4

Datum	Such-maschine	Schlüsselwörter	Such-strategie	Filter	Sucher-gebnisse	Relevante CCT/RCT Studien
17.10.16	PubMed	aquatic AND back exercises	Queries	Gilt für alle Suchvor-gänge! Article Types: Controlled Clinical Trial, Randomized Controlled Trial / Publication Dates: 10 years	10	1

Tabellarische Übersicht der Literatursuche bis → Studie (Pires, Cruz & Caeiro, 2015)

1.5 PEDro-Bewertung

In diesem Unterkapitel erfolgt eine detaillierte tabellarische Darstellung der einzelnen wissenschaftlichen Studien im Hinblick auf die Präsenz der respektiven PEDro-Kriterien (siehe Tabelle 5: PEDro-Tabelle). Wie die nachfolgend abgedruckte Tabelle zeigt, wurden alle Studien anhand ihrer Autoren in horizontaler Reihenfolge parallel aufgeführt. Die vertikale Reihung der vordersten Spalte gibt eine zahlenmäßige Darstellung der jeweiligen PEDro-Kriterien in systematisch geordneter Struktur wider. Sowohl die explizite Titulierung der vier Studien, als auch die Erläuterung der durchnummerierten PEDro-Kriterien sind unterhalb der tabellarischen Überblickstafel nochmals klar und ausführlich ausformuliert.

Tabelle 5: PEDro-Tabelle

PEDro-Kriterien	a) Baena-Beato et al., 2014 Bewertung: (4/10)	b) Bello et al., 2011 Bewertung: (4/10)	c) Dundar et al., 2009 Bewertung: (5/10)	d) Pires et al., 2015 Bewertung: (8/10)
1	---	---	---	+
2	---	---	---	+
3	+	+	+	+
4	---	---	---	---
5	---	+	---	---
6	+	---	+	+
7	---	---	+	+
8	---	---	---	+
9	+	+	+	+
10	+	+	+	+

Tabellarische Übersicht der vollständig bewerteten Studien nach PEDro-Kriterien → (Baena-Beato et al., 2014; Bello et al., 2011; Dundar et al., 2009; Pires et al., 2015) / Zeichenerklärung: --- = Nein / + = Ja

Kurzübersicht der Studientitel (a) bis (d) zu den entsprechenden oben genannten Autoren (siehe Tabelle 5: PEDro Tabelle):

a) Aquatic therapy improves pain, disability, quality of life, body composition and fitness in sedentary adults with chronic low back pain. A controlled clinical trial.

b) Hydrotherapy versus land-based exercises in the management of chronic low back pain: a comparative study.

c) Clinical effectiveness of aquatic exercise to treat chronic low back pain: a randomized controlled trial.

d) Aquatic exercise and pain neurophysiology education versus aquatic exercise alone for patients with chronic low back pain: a randomized controlled trial.

Kurzübersicht: Erklärung der PEDro-Kriterien in obiger Reihenfolge (1-10)

1) Randomisierte Zuteilung der Probanden zu den jeweiligen Gruppen

2) Verborgene Zuteilung in jeweilige Gruppen

3) Gruppen(teilnehmer) hatten ähnliches Ausgangsniveau = ähnliche Baselinebestimmungen

4) Probanden waren geblindet

5) Therapeuten waren geblindet

6) Untersucher waren geblindet

7) Outcomemessung von > 85% der ursprünglichen Probanden

8) 'Intention to treat'-Analyse

9) Statistischer Gruppenvergleich für mindestens 1 Outcome

10) Punkt- und Streuungsmaße für mindestens 1 Outcome vorhanden

1.6 Vorschau auf den Aufbau der Bachelorarbeit

Der bisherige Einleitungsteil dieser Arbeit umfasst bis dato erläuternde Informationen, angefangen vom generellen Thema CLBP, über Angaben zur Epidemiologie, finanzielle dadurch anfallende Kostenpunkte für Krankenkassen und Arbeitgeber, bis hin zu Einteilungsgraden chronisch aspezifischer Schmerzen am unteren Rücken. Auch plausible Gründe warum dieses Krankheitsbild im Bereich der Physiotherapie ernstzunehmendere Behandlungsansätze bedarf, anstatt einzig und allein nur Massagetherapie, finden dort nähere Betrachtung. Anschließend folgt die klar definierte Zielsetzung dieser wissenschaftlichen Literaturarbeit. In anderen Worten, es wird geklärt warum es heutzutage wichtiger denn je ist, Klienten in PT-Praxen zu motivieren und zu aktivieren, um eigenverantwortlich am selbstständigem Management ihres individuellen Beschwerdebildes zu arbeiten. Die deklarative schriftliche Vorstellung des Begleitproduktes, wie man auf die zuvor beschriebenen defizitären behandlungsbedingten Umstände einwirken könne, wird schlussendlich im darauffolgenden Gesichtspunkt von der konkreten Fragestellung dieser Bachelorarbeit komplettiert. Möchte man nun jedoch mehr über die theoretischen bzw. wissenschaftlichen Arbeitshintergründe dieser Arbeit erfahren, so gibt das Kapitel 'Methodik' eine klare Linie bezüglich der, im Vorfeld getätigten, Suchstrategien und den daraus resultierenden Ergebnissen wieder. Man merkt bereits, dass mit jedem untergeordneten Kapitel ein stetig weiterführendes 'Eintauchen' in die fachliche Materie der hier vorliegenden Thematik von Statten geht. Sobald der Lesenr über die vier zugrundeliegenden Literaturstudien informiert wurde geht es sofort darum ihm zu zeigen, welche Qualität ihn bei näherer Betrachtung jener wissenschaftlicher Ausführungen erwarte. Die jeweilige Anwendung der sogenannten PEDro-Kriterium ist in diesem Zusammenhang ein Hilfsmittel, um die qualitative Wertigkeit von Studien im allgemeinen zu verdeutlichen. In Form einer strukturierten tabellarischen Aufstellung wird in diesem Zuge jedes der 10 PEDro-Kriterien auf die einzelnen Studien angewendet. Je höher der insgesamte Punkte-Wert einer solchen Studie, desto ernstzunehmender und zuverlässiger erscheint auch das entscheidende Ergebnis letztendlich zu sein. Was nun im weiteren Verlauf dieser wissenschaftlichen Ausarbeitung folgt sind, neben zusätzlichen hintergründigen Beschreibungen bezüglich der CLBP-Thematik, die ausführliche Darlegung der Resultate einer jeden Studie. Es wird demnach mit den kommenden weiterführenden Kapiteln klarer werden, ob anhand jener vier Basisquellen eine eindeutige Beantwortung der initialen Fragestellung möglich sei oder nicht. Hat man erst genauere Aufschlüsse über die Wertigkeiten der einzelnen Studienergebnisse, sowie über deren Verlauf wird es erst zu rechtfertigen sein, ob der zuvor ermittelte Punktescore der PEDro-Bewertung tatsächlich dem augenscheinlichen ersten Eindruck entspricht. Das heißt, neben einem sogenannten 'Studiendesign' gilt es gleichefalls die Ergebnisse mitsamt eventuellen Zwischenergebnissen aufzuzeigen und zu kommentieren. Ein finales Fazit aus jenen Erkenntnissen dieses inhaltlichen zweiten Kapitels wird in Form einer 'Diskussion' im Anschluss daran präzisiert. Den üblichen Abschluss einer jeden Studie bildet im Normalfall eine abrundende 'Konklusion'. Dies ist dann idealerweise der Zeitpunkt, an dem die eigentliche Fragestellung der gesamten Facharbeit definitiv beantwortet werden sollte. Ob dies real der Fall sein wird, wird sich einige Seiten weiter zeigen. Fakt ist jedoch, dass am Ende der fachlichen Ausarbeitung ein thematisch bündelndes Urteil folgt, welches die kognitiven meinungsbildenden Prozesse des Lesers in Bezug auf dien möglichen Einsatz der beschriebenen Interventionen anregen könnte.

1.7 Vertiefendes Kapitel

Das abschließende Unterkapitel der Einleitung dient dazu, einige grundsätzlich Begriffe und Perspektiven, welche für die weitere Erörterung der Thematik relevant seien, deutlicher zu identifizieren. Bereits seit den eröffnenden Worten dieser schriftlich auszuarbeitenden Forschungsarbeit ist die Rede von aktiver Bewegungstherapie im Wasser. Trotz der bisherigen Verdeutlichungen, dass Wassertherapie oder Hydrotherapie nicht zwingend als synonyme Begriffe verwendet werden können, die auf gedanklicher Basis gegebenenfalls Kneipp'sche Anwendungen evozieren mögen, gibt es diesbezüglich noch einige Standpunkte zu klären. Wasser kann zwar durch die darin stattfindende physische Bewegung des Trainierenden Individuums eventuell als physiotherapeutisches 'Trainingsmittel' bezeichnet werden – nichtsdestotrotz ist Wasser auch ein elementares Basismedium, das strukturelle Einwirkungen auf den Organismus des muskuloskelettalen Grundgerüsts eines Menschen ausübt.

1.7.1 Wassertherapie

Die Wassertherapie ist eine der grundlegendsten Arten natürlicher Behandlungsmethoden. Sie ist ferner z.b. bekannt unter dem Namen Aquatherapie, Pooltherapie oder Balneotherapie. Es ist mittlerweile bewiesen, dass Wasser in verschiedenen Aggregatzuständen (Wasser, Eis, Dampf) oder Temperaturen verschiedene Effekte auf verschiedene Bereiche des Körpers aufweist. Im weitesten Sinne kann Wasser dem Körper intern oder extern zugeführt werden (Mooventhan & Nivethitha, 2014). Für diese Arbeit ist es vorrangig interessant zu wissen, dass Wassertherapie einen positiven Effekt auf das Gefäßsystem besitzt und demzufolge auch dazu beiträgt das Körpergewebe besser zu durchbluten und somit gegebenenfalls eine Auswirkung auf die Beweglichkeit der Wirbelsäule haben könnte (Weston, Taber, Casagranda & Cornwall, 1994). Ebenso besitzt Hydrotherapie die Eigenschaft Nozizeptoren zu blockieren und so durch Schmerzlinderung bessere Körperaktivität zu erreichen (Bender, Karagülle, Bálint, Gutenbrunner, Bálint & Sukenik, 2005). Was das muskuloskelettale System an sich betrifft, so fand man heraus, dass Bewegungstraining in bauchnabelhohem Wasser zu einer höheren Aktivierung des M. erector spinae führe, als herkömmliche Bewegungen an Land (Chevutschi, Lensel, Vaast & Thevenon, 2007). Auch Schwellungen und das durch chronische Rückenschmerzen verursachte Schweregefühl lässt sich durch den Auftrieb des Wassers minimieren (Eversden, Maggs, Nightingale & Jobanputra, 2007) – letztendlich könnten all diese Vorteile auch einen gewissen Einfluss auf die Beweglichkeit in diesen Segmenten haben.

1.7.2 Visuelle Analog Skala (VAS)

Die visuelle Analog Skala ist eines der meist verwendeten Messinstrumente zur Evaluierung von subjektiven Schmerzen bei Patienten mit diversen Krankheitsbildern. Aufgrund ihrer einfachen und unkomplizierten Handhabung ist es jeder Person möglich in wenigen Sekunden den persönlichen Schmerzstandpunkt zu dokumentieren. Die VAS ist immer durch eine waagrechte 10 cm oder 10 mm lange Linie gekennzeichnet (Ogon, Krismer, Söllner, Kantner-Rumplmair & Lampe, 1996). Der linke Anfangspunkt dieser Linie gilt dabei als 'kein Schmerz'. Am äußersten rechten Bereich dieser Linie ist im Gegenzug dazu der 'höchste vorstellbare Schmerz' zu verzeichnen. Möchte man nun die individuelle Schmerzstärke eines Klienten im Sinne einer z.B. Ausgangsmessung festhalten, so muss der anwesende Patient je nach persönlicher Einschätzung einen vertikalen Markierungspunkt auf dieser Linie setzen. Das heißt, die visuelle Analog Skala ist im Grund als ein schriftliches Messinstrument gedacht, welches nicht alleine durch die bloße Nennung von Zahlenwerten funktioniert. Erfolgt zu einem späteren Zeitpunkt eine erneute Schmerzevaluierung, wird der Patienten erneut aufgefordert ei-

nen weiteren vertikalen Markierungspunkt auf jener horizontalen Schmerzlinie zu setzen. Die jeweilige Länge des Abstandes zwischen beiden Punkten gibt demnach Auf-
schluss darüber, inwieweit sich der aktuell empfundene Schmerz des Patienten verstärkt oder reduziert habe. Anhand der entsprechenden MCID-Werte, die die klinisch
relevante Veränderlichkeit des eines Messinstrumentes angeben, kann beurteilt werden, ob eine bestimmte Intervention einen lohnenswerten Effekt für den Klienten darstellt. Ein Sichtexemplar einer solchen VAS findet sich auf einer Abbildung in den Anla-
gen beigefügt - Abbildung 2: für diese Arbeit relevante Darstellungen der VAS und
NRS (Phan et al., 2012).

1.7.3 Numerische Schmerz Skala – Numeric Rating Scale (NRS)

Anders als bei der VAS, die sich zwingend über eine exakte horizontale Länge
von 10 cm bzw. 100 mm erstrecken muss, ist bei der NRS der Maßstab der Skala un-
interessant. Man arbeitet hier zwar gleichsam mit einer nummerischen Schmerzabstu-
fung von 0 bis 10. Ob diese skalenmäßige Einteilung jedoch eine horizontale Strecke
von 30 cm oder 1 m einnimmt ist dabei nicht relevant. Analog zu VAS ist auch hier die
0 gleichbedeutend mit der Aussage 'kein Schmerz', während 10 die 'höchste vorstellbare Schmerzstufe' ausdrücken soll. Möchte man nun dieses Messinstrument am Patienten anwenden, so soll dieser anhand der Zahlen 0 – 10 sein derzeitiges Schmerzempfinden subjektiv in ganzen Zahlen mitteilen. Das heißt, bei der NRS-Einteilung sind
keine Dokumentationen von Kommawerten möglich (Mader, Blank, Smithline & Wolfe,
2003). Vergleicht man an dieser Stelle den ersten Messwert mit dem Messwert z.B.
nach der Hälfte des Behandlungszeitraumes oder mit dem am Ende der Therapie so
ergeben sich bestimmte Differenzen zwischen den ganzzahligen Nummernangaben.
Je nach Höhe des Differenzwertes kann auch bei dieser Skala der MICD-Wert als klinisch relevantes Ergebnis bestimmt werden. Wie im Unterkapitel zur VAS erwähnt, ist
am Ende der Arbeit im Anhang eine Abbildung hinsichtlich beider erläuterter Schmerz-
skalen vorzufinden → siehe Abbildung 2: für diese Arbeit relevante Darstellungen der
VAS und NRS (Phan et al., 2012).

2. Resultate

2.1 Beschreibung der Studien

Bevor die Arbeit im weiteren Verlauf zum inhaltlichen Kernaspekt dieses zweiten Kapitels fortschreitet, besteht die Notwendigkeit darin, die vier, der wissenschaftlichen Untersuchung, zugrundeliegenden Literaturstudien näher zu beschreiben. Kennt man nämlich zunächst die Hintergründe und Aufbauten der einzelnen Studienprojekte, fällt es leichter am Ende die jeweiligen Resultate zu verstehen und diese zu bewerten. Die jeweiligen Erklärungen bezüglich der respektiven Studien werden von der zweiteiligen Darstellung der unten befindlichen Designtabellen (siehe Tabelle 6 / Tabelle 7: Designtabelle – Teil I / Designtabelle Teil II) übersichtlich begleitet.

Da sich die zentrale Fragestellung der hier vorliegenden Forschung mit dem Effekt von bewegungsabhängiger Therapie im Wasser bei aspezifischen chronischen lumbalen Wirbelsäulenbeschwerden bezüglich des Outcome 'Schmerz' befasst, ist es logisch, dass für die vier ausgewählten Studien Probanden gesucht wurden, die bereits seit ca. 3 Monaten oder länger an Low Back Pain (LBP) litten. Wie eingangs erklärt, spricht man ab einer Schmerzdauer von ca. 12 Wochen von einer Art Chronifizierung der Symptome oder Beschwerden. Bezüglich des Alters der Probanden befanden sich allesamt ungefähr im Bereich von 25 - 65 Jahren und umfassten demzufolge ein Altersintervall von rund 40 Jahren. Neben jenen eben beschriebenen Inklusionskriterien für die Teilnahme an den einzelnen Studien nahm die Liste der gegenüberstehenden Exklusionskriterien einen etwas größeren Umfang ein. So verweigerte man den Versuchspersonen den Zutritt zur Studienteilnahme sofern sie, für die praktische Testung, meist kontraproduktive gesundheitliche Voraussetzungen wie folgende aufwiesen: Schwangerschaft; kürzliche Entbindung; rheumatologische, neurologische, entzündliche, infektiöse, tumoröse oder maligne Wirbelsäulenerkrankungen; zurückliegende Wirbelsäulen-Operation(en); psychische Störungen; kardiovaskuläre oder pulmonale Erkrankungen. Die Anzahl der durchschnittlichen Teilnehmerzahl lag bei 12 - 32 Personen, je nach Studie. Meist teilte man eine Gruppe von 24, 12 oder 32 Probanden nochmals in kleinere Trainingsteams auf, um so eine überschaubarere Größe für die aktiven Bewegungsphasen in den jeweiligen Wasserbecken zu erhalten. Abgesehen von der Studie von Baena-Beato et al. (2014), die als CCT (Clinical Controlled Trial) deklariert wurde, handelt es sich bei den restlichen drei dokumentierten Studienprojekten von Bello et al. (2011), Dundar et al. (2009) und Pires et al. (2015) um randomisierte Verfahren (RCT – Randomized Controlled Trials). Obwohl die offizielle PEDro-Bewertung der jeweiligen Studien lediglich bei der Untersuchung von Pires et al. (2015) eine Randomisierung vorgab, waren dennoch in den Studien von Bello et al. (2011) und Dundar et al. (2009) textliche Belege einer randomisierten Zuteilung der Probanden an die Bewegungsgruppen zu verorten. Aus diesem Grund bestand trotz allem die

Veranlassung dazu, die Kennzeichnung 'randomisiert' auch in der unten abgebildeten 'Designtabelle Teil I', im Bereich der rechtsseitigen Tabellenspalte 'Studiendesign' entsprechend zu vermerken. Bezüglich des p-Wertes aller vier Studien lag dieser durchwegs bei < oder ≤ 0.05.

Den Platzgründen des hier verfügbaren Seitenlayouts geschuldet, wurde neben der 'Tabelle 6: Designtabelle – Teil I' die Fortsetzung dieser, in Gestalt der 'Tabelle 7: Designtabelle II', direkt im Anschluss darunter platziert. Hier verzeichnet, wird über Einzelheiten wie z.B. die Anwendung der Messinstrumente bezüglich des Outcome 'Schmerz', der Interventionen im Hinblick auf Basisdaten und Inhalt, sowie über den gesamten Zeitraum der einzelnen Interventionen berichtet. Der sich verändernde Status des lumbalen Schmerzempfindens der einzelnen Studienprobanden vor, während oder nach den respektiven Forschungsintervallen wurde in jeder der vorliegenden Untersuchung mit der Visuellen Analog Skala (VAS) evaluiert. Die entsprechende Differenzierung dieser Messergebnisse liegt jedoch darin, dass Bello et al. (2011) und Dundar et al. (2009) mit einer, von ihnen als 'VAS' benannten, Schmerzskala im Abstand von 0 – 10 cm arbeiten. Baena-Beato et al. (2014) und Pires et al. (2015) hingegen sprechen ebenso von einer 'VAS'-Skala. In diesem Fall nimmt diese jedoch einen Messbereich ein, der anhand von 0 – 100 mm beschrieben wird. Es scheint also als würden beide Skalen, aufgrund ihrer identischen Benennung als gleichwertige Messintervalle Verwendung finden. Während die Untersuchungen von Baena-Beato et al. (2014) mit 8 Wochen und 4 Trainingseinheiten (TE) den längsten und intensivsten Trainingszeitraum umfassen, leisten die Probanden bei Dundar et al. (2009) lediglich die Hälfte an körperlichem Einsatz. Hier nämlich beträgt der Trainingszeitraum einen temporären Abschnitt von 4 Wochen und insgesamt 20 TE. In Relation dazu beträgt die physisch erforderliche Einsatzbereitschaft bei den Studien von Bello et al. (2011) und Pires et al. (2015) mit insgesamt 12 TE, innerhalb von 6 Wochen, einen noch geringeren Anteil als bei den Forschungsprojekten zuvor. Unabhängig von einer speziellen Studie betrug die Zeitdauer der jeweils durchgeführten Trainingseinheiten generell in etwa 45 – 60 Minuten und folgte einem groben dreigliedrigem inhaltlichen Trainingsprinzip. Im Allgemeinen begann die Therapieeinheit zunächst mit einer kurzen Warmup-Phase, gefolgt von einer 30 – 40-minütigen Haupttrainingsphase, bestehend aus beispielsweise Kräftigung, Dehnung oder Aerobic im Wasser, und einem finalen meist 5 -10-minütigem Cool-Down oder Entspannungsblock. Die textliche Analyse der Studie von Pires et al. (2015) ergab zudem, dass der Aufbau der inhaltlichen Bewegungsinterventionen absichtlich und analog zu jenen von Dundar et al. (2009) ausgewählt wurden.

2.2 Designtabelle

Schart 22

Tabelle 6: Designtabelle – Teil I

Autoren/Studie	Inklusionskriterien	Exklusionskriterien	Teilnehmer-zahl	Studiende-sign
a) Baena-Beato et al., 2014	-LBP > 3 Monate -Alter: 18-65	-medizinische Erkrankung -Schwangerschaft / kürzliche Entbindung -rheumatologische / neurologische / entzündliche / infektiöse / tumoröse / maligne Erkrankungen der Wirbelsäule -Wirbelsäulen-OP -kardiovaskuläre Erkrankung -psychische Störung -körperliche Aktivität ≥ 60 Min./Woche in letzten 12 Monaten	-24 (Interventionsgruppe) → 3 Gruppen je 8 TN	-CCT -nicht randomisiert -p < 0.05
b) Bello et al., 2011	-LBP > 3 Monate – erzeugt durch Bewegung -Ruheschmerz 3-8 cm VAS -Alter: 32-70	-metallische Implantate -kardiovaskuläre Erkrankung mit Symptomerstärkung im Wasser -Atemwegserkrankungen -Medikamenteneinnahme, die im Wasser Ermüdung erzeugt	-16 (→ Studie mit 12 beendet = Hydrogruppe)	-randomisiert -RCT -p < 0.05
c) Dundar et al., 2009	-LBP > 3 Monate ohne Ausstrahlung in Bein -Alter 20-50	-ernste Erkrankung -Schwangerschaft / kürzliche Entbindung -rheumatologische / neurologische / tumoröse Erkrankung -Wirbelsäulen-OP -entzündliche / infek-	-32 (Aqua-Gruppe = Interventionsgruppe)	-randomisiert -RCT -p < 0.05

		tiöse /maligne Erkrankung der Wirbelsäule -psychische Störung -kardiovaskuläre Erkrankung		Schart 23
d) Pires et al., 2015	-LBP ≥ 3 Monate (mit oder ohne Ausstrahlung) -Alter 18-65	-Infektion -Osteoporose -Tumor -Fraktur -strukturelle Deformität -Entzündung -Radikulärsyncrom -Cauda-Equina-Syndrom -Wirbelsäulen-OP -konservative Therapie in vergangenen 3-6 Monaten -Schwangerschaft -kardiale/pulmonale Erkrankung	-12 (Aquagruppe = Kontrollgruppe)	-randomisiert -alpha level: 0.05 -p ≤ 0.05

LBP = Low Back Pain

Tabelle 7: Designtabelle – Teil II

Autoren/Studie	Messinstrument	Intervention (Daten)	Intervention (Inhalt)	Zeitraum
a) Baena-Beato et al., 2014	-0mm – 100mm VAS mit MCC 15 mm (Ostelo et al., 2008)	-40 TE -5 TE/Woche -55-60 Min./TE	-10 Min. Warm-up -20-25 Min. Aerobic Übungen -10 Min. Cool-Down (Stretch)	-2 Monate
b) Bello et al., 2011	-10 cm VAS	-12 TE -2 TE/Woche -45-60 Min./TE	-2 Min. Warm-up -Dehnungs-/ Kräftigungsphase -Cool-Down	-6 Wochen
c) Dundar et al.,	-10 cm VAS	-20 TE	-15 Min. außer-	-4 Wochen

2009		-5 TE/Woche	halb von Pool	Schart 24
		-60 Min/TE	(warm-up / Beweglichkeit / Entspannung) -40 Min. Pool: → warm-up → Aerobic → Kräftigung → Entspannen -5 Min. Cool-Down	
d) Pires et al., 2015 (Cruz, Fernandes & Carnide, 2013)	-0mm - 100mm VAS mit MCID 20mm	-12 TE -2 TE/Woche alle 2 Wochen -30-50 Min.	-Intervention analog zu Dundar et al., 2009	-6 Wochen (Trainingszeit)

MCC = Minimal Clinical Change; TE = Therapieeinheit;

2.3 Ergebnistabelle

Tabelle 8: Baena-Beato et al., 2014

Die Ergebnisse der Interventionsgruppe beziehen sich auf ein 2-monatiges intensives aktives Bewegungsprogramm im Wasser. Das Outcome 'Schmerz' wurde, laut Studie, anhand der Visuellen Analog Skala von 0-10 cm gemessen. Die aktive Gruppe beendete die Studie mit n = 21 Teilnehmern. Der usprüngliche Signifikanzlevel war bei $p < 0.05$ angelegt.

	Eingangstest (Pre-test) Mean ± SEM	Ausgangstest (Post-test) Mean ± SEM	Differenz zwischen (Pre- / Post-test) Mean ± SEM
VAS (cm, 0-10) in Ruhe			
Aktive Gruppe	6.22 ± 0.47	2.37 ± 0.38	-3.83 ± 0.35
P-Wert	0.905	< 0.001	< 0.001
VAS (cm, 0-10) in LWS-Flex			
Aktive Gruppe	6.64 ± 0.41	1.62 ± 0.40	-4.99 ± 0.30
P-Wert	0.760	< 0.001	< 0.001
VAS (cm, 0-10) in LWS-Ex			
Aktive Gruppe	5.53 ± 0.64	1.28 ± 0.51	-4.29 ± 0.36
P-Wert	0.815	< 0.001	< 0.001

Tabelle 9: Bello et al., 2011

Die Ergebnisse der 'Hydrotherapie'-Gruppe, bezogen auf die 6-wöchige aktive Trainingsphase im Wasser. Auch hier wurde das Outcome 'Schmerz' in Gestalt der Visuellen Analog Skala von 0 – 10 cm gemessen. Der p-Wert der Studie lag bei < 0.05.

	Eingangsmessung (Baseline Score)	Ausgangsmessung (Post-treatment score)	p-Wert
VAS (cm, 0-10)			
Mean (SD)	6.50 (1.52)	5.00 (1.79)	0.025

Tabelle 10: Dundar et al., 2009

Folgende Darstellung zeigt die Ergebnisse der Aqua-Therapie-Gruppe im Zeitraum der 4-wöchigen Trainingsphase. Eine weitere Testung bezüglich des Outcome 'Schmerz' wurde zu zusätzlich in der 12. Woche durchgeführt. Die Outcome-Messung wurde auch hier in Form der Visuellen Analog Skala von 0 – 10 cm dargestellt. Der ursprüngliche p-Wert der Studie lag bei < 0.05. Die Werte zeigen den durchschnittlichen Mittelwert ± der Standardabweichung.

	Baseline Woche 0	Woche 4	Woche 12	P (Baseline- Woche 4)	P (Baseline- Woche 12)
VAS (cm, 0-10) in Ruhe					
Mean ± SD	4.72 ± 2.05	1.68 ± 1.12	1.46 ± 1.21	< 0.001	< 0.001
VAS (cm, 0-10) in Bewegung					
Mean ± SD	7.25 ± 1.66	3.56 ± 1.05	3.11 ± 1.24	< 0.001	< 0.001
VAS (cm, 0-10) nachts					
Mean ± SD	4.75 ± 2.7	1.71 ± 1.3	1.51 ± 1.4	< 0.001	< 0.001

Tabelle 11: Pires et al., 2015

Diese Tabelle zeigt die jeweiligen Werte der 'Kontrollgruppe' bezüglich des Outcome 'Schmerz' bei aktiver Wassertherapie als alleinige Intervention bei CLBP. Der Trainingszeitraum betrug 6 Wochen. 3 Monate nach der Eingangsmessung erfolgte eine erneute Schmerzdokumentation. Gemessen wurde das Outcome anhand einer Visuellen Analog Skala von 0 - 100 mm. Der ursprüngliche p-Wert der Studie betrug ≤ 0.05.

	Baseline	Woche 6	Veränderung Woche 0 - 6	Monat 3	Veränderung bis Monat 3
VAS (mm, 0-100)					
Mean ± SD	42.4 ± 21.2	27.6 ± 17.2	-14.8 ± 17.2	35.8 ± 28	-6.6 ± 30.7
P-Wert		0.106		0.181	

    Die hier aufgeschlüsselten Ergebnisse der einzelnen vier Studien (siehe Tabelle 8 – Tabelle 11) geben an dieser Stelle Auskunft darüber, wie es sich mit der jeweiligen Verteilung der Mittelwerte, Standardabweichungen oder resultierenden p-Wert Angaben der verschiedenen Messzeitpunkte innerhalb der Forschungszeiträume verhält. Anhand jener tabellarischen Aufstellungen gelingt es genauer zu definieren, inwieweit sich die Schmerzen der Probanden durch mehrwöchiges aktives Bewegungstraining im Wasser verändern konnten. Um nun jedoch die Werte anhand dieser Vorgaben zu beurteilen, ist es zudem notwendig erneut die Bedeutsamkeit des differierenden Schmerzwertes zu erwähnen. Da wie oben erkenntlich, innerhalb der vier Studien zwei Versionen von Visuellen Analog Skalen verwendet wurden, müssen diese auch unterschiedlich in ihrer Werthaftigkeit evaluiert werden. Während dreimal mit einer VAS im Bereich von 0 - 10 cm gearbeitet wurde, stützten sich Pires et al. (2015) auf eine VA-Skala im Umfang von 0 – 100 mm. Üblicherweise bezeichnet man die erstere Variante dieser Skalen als NRS (Numeric Rating Scale) oder NPRS (Numeric Pain Rating Scale), während die tatsächliche Visuelle Analog Skala die Schmerzveränderlichkeit des Patienten durch Millimeterangaben von 0 – 100 misst. Der MCID-Wert (Minimal Clinical Important Difference), also die minimal klinisch bedeutsame Differenzwertangabe, liegt bei Patienten mit chronischen Rückenschmerzen bei mindestens 1,5 Punkten (Kovacs et al., 2007) auf der entsprechenden klinimetrischen Stufeneinteilung der NRS von 0 – 10. Sucht man nach einer klinisch bedeutsamen Veränderlichkeit des Schmerzzustandes, bei ebengleichen Patienten, im Hinblick auf die Messung mit der VAS von 0 – 100 mm, so liegt dieser MCID-Wert bei 20 – 25 Zählern (Ostelo & de Vet, 2005). Erst wenn sich die persönlichen Schmerzangaben des Patienten um mindestens ebenso viel oder höher als diese gerade erwähnten Grenzwerte verändern, kann man von aussagekräftigen Ergebnissen der jeweiligen Therapieintervention ausgehen. Man betrachtet im Allgemeinen die subjektiven Differenzwerte zwischen Eingangsmessung und z.B. Zwischencheck oder Ausgangsmessung am Ende des gesamten Therapiezeitraumes bzw. zu einem bestimmten Zeitpunkt danach. Aus Gründen der Einfachheit, werden alle nachfolgenden Angaben der eigentlichen NRS (hier in den Studien als VAS 1 – 10 in cm benannt) mit 'VAS-10' und alle Angaben bezüglich der VAS von 0 – 100 mm als 'VAS-100' bezeichnet. Somit soll vermieden werden, dass Unklarheiten hinsichtlich des Verständnisses in den Benennungen der beiden Schmerzskalen entstehen.

Analysiert man nun die jeweiligen Schmerzangaben der Patienten in der Studie von Baena-Beato et al. (2014) zum Zeitpunkt des Trainingsbeginns, so liegen die durchschnittlichen Mittelwerte auf einer cm-Skala von 0 – 10 in etwa in einem Bereich von 5.53 – 6.64. Die Messung der Probanden für die aktive Bewegungsgruppe im Wasser bezieht sich dabei immer auf die Schmerzstärke in Ruhe, bei LWS-Flexion und bei LWS-Extension. Auch für die Erhebung der Werte zur Ausgangsmessung wurde erneut dieses 'Dreierpaket' erfragt. Das heißt am Ende des gesamten Therapiezeitraumes von 2 Monaten lagen jene finalen Schmerzwerte in einem durchschnittlichen Rahmen von 1.28 – 2.37 Zählern auf der VAS-10. Abgesehen von den Differenz-Werten der Standardabweichung kam es zwischen Eingangs- und Ausgangsmessung zu einer insgesamten punktemäßigen Schmerzreduzierung von rund 3.83 bis hin zu 4.99 Zählern. Sowohl die Ergebnisse der Ausgangsmessung, als auch die Differenzzahlen liegen jeweils mit < 0.001 deutlich unter dem p-Wert der gesamten Studie, der mit < 0.05 markiert wurde. Demzufolge ist es berechtigt die Resultate der Studie von Baena-Beato et al. (2014) als statistisch signifikant zu betiteln (siehe Tabelle 8: Baena-Beato et al., 2014). Hinzu kommt, dass der Mindest-MCID-Wert von 1.5 durch die dargestellten finalen Schmerzdifferenzen erreicht wurde.

Bezüglich des Schmerzoutcomes sind die Erkenntnisse der Bello et al.-Studie (2011) in wenigen Worten abzuhandeln. Während des 6-wöchigen Trainingszeitraumes unterzog man die aktiv bewegenden Mitglieder der Hydrotherapie-Gruppe lediglich einer Eingangs- und Ausgangsmessung. Der p-Wert gilt mit 0.025 in Relation zum Studien p-Wert < 0.05, wie bei der vorherig analysierten Forschung, als statistisch signifikant. Während hier die Schmerzstärke nach der Baseline-Bestimmung durchschnittlich bei 6.50 lag, sank diese bei der finalen Schmerzmessung nach 6 Wochen auf einen statistischen Mittelwert von 5.00. Das heißt ohne Bezugnahme auf die Intervalle der Standardabweichung, wäre der generelle Schmerzzustand der jeweiligen Probanden lediglich um 1.5 Punkte auf der VAS-10 auf einen punktuellen Mittelwert von 5.00 abgefallen. Der benötigte MCID-Wert bei einer VAS-10 von 1.5 Punkten wäre somit erfüllt. Das heißt, man könnte das hier erhaltene Ergebnis unter der Rubrik 'klinisch relevanten Wertunterschied' verbuchen. Zieht man des Weiteren in Betracht, dass ein Hinzufügen der Standardabweichung zum 'Post-treatment-score' diesen MCID-Wert bezüglich einzelner Ergebnisse noch klinisch relevanter erscheinen ließe (siehe Tabelle 9: Bello et al., 2011).

Bei den Probanden der Forschergruppe um Dundar et al. (2009) gaben die Therapieteilnehmer ihre Schmerzresultate während drei verschiedenen Terminen ab. So erfolgte auch hier eine Baseline-Bestimmung der subjektiven Schmerzwerte direkt vor Studienbeginn, sowie in Woche 4 zum Abschluss der 1-monatigen aktiven Aqua-Therapie. In Woche 12, also 2 Monate nach Beendigung des Trainingsprogrammes, bat man die Teilnehmer der Studie erneut ihre persönliche Einschätzung ihres chronischen Schmerzzustandes anhand von Zahlen einzuschätzen. Die statistische Signifikanz der Dundar et. al.-Studie (2009) lässt sich durch die Veröffentlichung der p-Werte zu den Zeitpunkten von Woche 4 und Woche 12 verdeutlichen. In Relation zur Eingangsmessung lagen die p-Werte bezugnehmend auf die beiden weiteren Evaluationstage durchwegs bei < 0.001. Der generelle Studien p-Wert erhielt auch an dieser Stelle den Wert < 0.05. Wie bereits angesprochen kam es hier zu einer dreimaligen Messung der Schmerzintensitäten zusammen mit den CLBP-Patienten der Aktiven Aqua-Gruppe. Ähnlich wie in der zu allererst analysierten Studie von Baena-Beato et al, (2014), wollte man auch hier mehr wissen über das individuelle Schmerzempfinden in Bewegung und in Ruhe. Bei der Betrachtung der Ergebnistabelle (siehe Tabelle 10: Dundar et al., 2009) fällt auf, dass die durchschnittlichen Schmerzen in Bewegung mit 7.25 auf der VAS-10 deutlich über dem Niveau in Ruhe, mit 4.72, lagen. Analog zur Baseline-Bestimmung setzte sich dieses Muster auch zum Messzeitpunkt in Woche 4 und Woche 12 fort. Während die Patienten bei Bewegung mit 3.56 (Woche 4) und 3.11 (Woche 12) deutlich mehr Schmerzen meldeten als in Ruhe, 1.68 (Woche 4) und 1.46 (Woche 12), bewies das 4-wöchige aktive Trainingsprogramm dennoch eine drastische Reduzierung der Schmerzen. So zeigt allein die Differenz zwischen den statistischen Mittelwerten von Woche 0 zu Woche 4 einen drastischen Abfall der Schmerzintensitäten. Diese Differenzen lagen in Ruhe bei -3.04 und in Bewegung bei -3.69. Obwohl die Probanden von vorneherein mehr Schmerzprovokation bei Bewegung als in Ruhe angaben, half ihnen das 4-wöchige Bewegungsprogramm im Wasser dennoch dieses Schmerzempfinden innerhalb eines einzigen Monats um einen beträchtlichen Wert zu senken. Interessanterweise konnte dieses initiale Absinken des Schmerzes auf der VAS-10 nicht mehr in den 2 Monaten nach Trainingsende fortgesetzt werden. In den folgenden 8 Wochen kam es, wie die Statistik zeigt, zu einem minimalen weiterführenden Schmerzabfall. Trotz allem konnte die Effektivität des aktiven Trainingszeitraumes in den beiden passiven Folgemonaten nicht weiter ausgedehnt werden. Positiv ist zu erwähnen, dass es zwischen Beendigung des aktiven Wassertrainings und dem grundsätzlichen Studienende zumindest zu keiner Verschlechterung des Schmerzempfindens bei den Probanden kam. Um die Schmerzproblematik auch nachts zu überprüfen präsentiert man auch hier die Werte zu Woche 0 (4.75), zu Woche 4 (1.71) und zu Woche 12 (1.51). Die oben beschriebene Effizienz von aktiver Bewegung im Wasser konnte auch die nächtliche Schmerzsituation, mit einem Abfall von 3.04 Zähler auf der VAS-10, um ein Vielfaches minimieren. Die veränderliche Differenz von Woche 4 bis zum Messzeitpunkt in Woche 12 ist aufgrund des geringen Unterschiedes der Schmerzen wie bei den anderen beiden Testreihen zu vernachlässigen. Die notwendigen klinisch relevanten MCID-Werte von mindestens 1.5 Punkten Veränderung auf der VAS-10 konnte jeweils im 4-Wochen Zeitraum, von der Baseline-Bestimmung bis hin zur erneuten Evaluation in Woche 4, erreicht werden. Im passiven Zeitraum bis zur dritten Messung in Woche 12 lag die Differenz der Schmerzwerte weit unter dem benötigtem MCID-Wert von 1,5 Punkten auf der VAS-10.

Die Schmerzveränderlichkeit der Kontrollgruppe, die den Ablauf des 6-wöchigen aktiven Wassertrainings absolvierte, wurde bei dieser vierten Studie anhand der VAS-100 gemessen. So kam es nach der Baseline-Bestimmung, in Woche 6 und in Monat 3 zu einer erneuten Re-Evaluation. Bei der Betrachtung jener Studienwerde bei Dundar et al., (2009) ist es wichtig zu bedenken, dass die hohen Zahlenwerte der VAS-

100 auf den ersten Blick nicht zwingend mehr positive Veränderlichkeit hervorrufen müssen. Der Mittelwert der Eingangsmessung lag hier im Allgemeinen bei einem Wert von 42.4. Eine Reduzierung der durchschnittlichen Schmerzstärke der Probanden um -14.8 auf 27.6 zeigt, dass innerhalb der 6-wöchigen Trainingsphase effektive Arbeit in Richtung Schmerzfreiheit erzielt werden konnte. Durch den Wegfall des aktiven Trainings, nach Abschluss der eineinhalb-monatigen Wassertherapie, erfasste man im 3. Monat nach der Baseline-Bestimmung lediglich nur mehr eine Schmerzreduzierung von 6.6 Zählern auf der VAS-100. Dies bedeutet im Gegenzug, dass sich die Intensität der Schmerzen vom Messzeitpunkt in Woche 6 bis zum dritten Messzeitpunkt in Monat 3 erneut um 8.2 Punkte verstärkt hatten. Bezüglich der p-Wert Angaben lag dieser Wert für die Studie selbst bei < 0.05. In Woche 6, sowie in Monat 3 betrug der p-Wert zunächst eine Höhe von 0.106 und später 0.181. Gleichzeitig würde dies heißen, dass es für die Ergebnisse hinsichtlich des Outcome 'Schmerzes' keine statistische Signifikanz zu berichten gebe. Hinsichtlich der MCID-Bestimmung für eine mögllicherweise effiziente Schmerzreduzierung ist an dieser Stelle kein positives Ergebnis hervorzubringen. Dafür, dass man für eine klinisch relevante Veränderung des Schmerzwertes auf der VAS-100 mindestens 20-25 Punkte benötigt, liegen die jeweilgen Differenzwerte der Studie von Dundar et al., (2009) mit -14.8 und -6.6 weit unterhalb dieses erforderlichen Grenzwertes.

3. Diskussion

Über den gesamten bisherigen Verlauf dieser wissenschaftlichen Literaturrecherche ging es bisweilen um die Frage, ob aktive Wassertherapie einen tatsächlichen Effekt auf die Schmerzreduzierung bei Patienten mit chronisch lumbalen Wirbelsäulenschmerzen habe. Der Hintergrund warum es derart wichtig sei, die Behandlung einer breiten Patientengruppe näher zu betrachten, die in einer Vielzahl an Betroffenen vorherrscht, ist die Tatsache, dass hinsichtlich der jeweiligen Intervention mehr Klarheit herrschen müsse. In anderen Worten bedeutet dies: tagtäglich besuchen Patienten mit chronisch lumbalen Wirbelsäulenschmerzen Physiotherapiepraxen oder Rehazentren, in denen ihr Problem idealerweise gelöst werden sollte. Nichtsdestotrotz ist CLBP ein Phänomen, das große Teile der Bevölkerung irgendwann im Leben trifft. Was könnte demnach der Grund dafür sein, dass manche Patienten ihre Problematik langfristig in den Griff bekommen und andere nicht? Zudem stellt sich auch die Frage, ob es für den Patienten nicht auch interessant sei, Therapieformen zu erhalten, die nicht dem alltäglichen passiven Interventionsbild, in Form von Massage, an der Behandlungsbank entspreche. Gerade aktive Therapie im Wasser ist für fast jedes Individuum geeignet. Wie in der Einleitung bereits erklärt, seien Gelenke im Wasser weniger axialen Belastungen ausgesetzt, als bei Sportarten bzw. Bewegungsprogrammen an Land. Zudem könne man Ausführungsgeschwindigkeiten der Bewegungen nach persönlichen Wünschen anpassen und den zu bewältigenden Wasserwiderstand somit selbst festlegen. Das Geheimnis einer erfolgreichen Therapie bezüglich CLBP könnte also gegebenenfalls in regelmäßigen aktiven Bewegungssequenzen liegen. Von Anfang an war es die Zielsetzung dieser Arbeit zu beweisen, dass passives Verhalten keinen positiven Einfluss auf eine Schmerzreduzierung bei CLBP haben könne. Zudem ist es immer noch bis hier her die Intention der vorliegenden Bachelor-Arbeit, anhand der erhaltenen Studienergebnisse auch PT-Kollegen darauf aufmerksam zu machen und sie zu ermutigen, dass langfristig kein Weg an Motivation zu aktivem Verhalten vorbeiführe. Im Gespräch mit Patienten gilt es demzufolge kleine 'Motivationsfunken' zu aktiver Therapie, seitens des Therapeuten, aufzunehmen und diese in verbaler und praktischer Handlung weiter auszubauen. Merkt der Patient erst welchen Nutzen er von aktiver Bewegungstherapie haben könne, wird er dieses Gefühl immer wieder verspüren wollen. Aus diversen praktischen Erfahrungen im Kontakt mit Patienten ist das Potential für diese Haltung weitaus öfter, als von vielen Therapeuten vermutet, bei Praxisklienten zu verorten.

Im Anschluss an die definitive Fragestellung dieser Forschungsarbeit ging es darum, die jeweilige Suchmethodik in ihrer Vorgehensweise ausführlich und schrittweise zu schildern. Was schließlich bei der Literaturrecherche in verschiedenen wissenschaftlichen Datenbanken herauskam, waren vier Studien in Form von RCTs oder CCTs aus dem Zeitraum der vergangenen 10 Jahre. Allesamt befassen sich mit einem möglichen Effekt von aktivem Bewegungstraining im Wasser auf das Outcome 'Schmerz' bei Patienten mit CLBP. Anhand der offiziellen Bewertung der PEDro-Kriterien jeder einzelnen Studie, konnte man vorab bereits die Wertigkeit der gefundenen Forschungsarbeiten, aufgrund der jeweiligen vorhandenen Anzahl an erfüllten Kriterien, erahnen. So hatten die Studien von Baena-Beato et al. (2014) und Bello et al. (2011) je nur 4 von 10 erfüllten PEDro-Markern. Das heißt, in beiden Studien waren die teilnehmenden Probanden auf einem gleichen Ausgangsniveau. Außerdem, geben beide Untersuchungsprojekte sowohl Auskunft über statistische Vergleichswerte bezüglich mindestens eines Outcomes, als auch über vorhandene Punkt- und Streuungsmaße bezüglich mindestens eines Outcomes. Im Hinblick auf die Verblindung beteiligter Personen an diesen Studien waren es bei Baena-Beato et al. (2014) einmal die Untersucher und bei Bello et al. (2011) die Therapeuten, die ohne Wissen über die Gruppenzugehörigkeit ihr Wirken in die Forschungen miteinbrachten. Mit 5 von 10 PEDro-Kriterien erfüllen Dundar et al. (2009) die gleichen Kriterien wie Baena-Beato et al. (2014) – hinzukommt jedoch, dass bei der dritten, hier verwendeten, Studie (Dundar et al., 2009) über 85% der ursprünglichen Probanden das gesamte Untersuchungsprogramm beendeten. Bei Pires et al. (2015) hingegen waren satte 8 von 10 Punkten auf der PEDro-Bewertungsskala zu verzeichnen. Was dort zu bemängeln wäre, sei die fehlende Verblindung von Probanden und Therapeuten. Ausgehend von der fast vollständigen Komplettierung der PEDro-Kriterien, scheint diese zuletzt genannte Forschungsarbeit, in ihrer Werthaftigkeit, für den Leser am gewinnbringendsten zu sein.

Die darauffolgende spezifischere Aufgliederung und Analyse der einzelnen Informationen und Ergebnisse zum entsprechenden Studiendesign und deren Outcomedaten, konnte mehr Klarheit zur nachhaltigen Wertigkeit der Untersuchungen beitragen. Da sich die zentrale Thematik der Literaturrecherche auf die Veränderlichkeit der Schmerzintensität von CLBP-Patienten beim aktiven Bewegungstraining im Wasser befasst, wurden dementsprechend auch nur die schmerzbezogenen Ergebnisse der vier Studien als erwähnenswert und relevant empfunden. Sonstige Outcomedaten dieser Gruppen, sowie Ergebnisse von parallelen Kontroll- oder Interventionsgruppen wurden demnach ebenso wenig in der Liste der Resultate unter Kapitel 3 aufgeschlüsselt. Anders als bei einer PICO-Fragestellung zeigte man in der vorliegenden Arbeit nur die Ergebnisse der zu untersuchenden relevanten Gruppe mit der alleinigen Intervention 'aktives Bewegungstraining im Wasser'. In anderen Worten, es wurden keine Vergleiche gezogen, ob andere Interventionen mehr oder weniger Einfluss auf das Outcome 'Schmerz' hätten als das Training im Wasser alleine. Demnach basiert die hier durchwegs behandelte Fragestellung auf einer PIO-Konstruktion.

Um nochmals auf die offizielle vorgegebene PEDro-Bewertung der einzelnen

Studien zurückzukommen, so war dieser Checkliste auf dem Online-Portal der gleich-
namigen Datenbank zu entnehmen, dass es sich außer bei der Studie von Pires et al.
(2015) rein um nicht randomisierte Forschungsausarbeitungen handle. Auf die Studie
von Baena-Beato et al., 2014 mag dies tatsächlich zutreffen, da die Dokumentation seitens des zugehörigen wissenschaftlichen Teams als CCT (Clinical Controlled Trial) he-
rausgegeben wurden. Bei den restlichen beiden Studien gibt es definitive Textstellen,
die auf die ausdrückliche Randomisierung ihrer Probanden hinweisen. Somit wurden
jene drei Studien, trotz der anderweitigen Belege von PEDro, in der Designtabelle als
RCTs vermerkt.

Möchte man nun zum eigentlichen Kern dieses Kapitels vordringen und Inhalte
der Diskussionsanteile aller vier Studien auf einen Nenner bringen, so kann man
durchwegs behaupten, dass die jeweilige geringe Anzahl der Probanden bei den aktiven Bewegungsprogrammen im Wasser insgesamt als zu gering zu bewerten ist. Die
deutlichste Signifikanz in Bezug auf die MICD-Werte des verringerten Schmerzzustandes ist wohl in der Studie von Baena-Beato et al. (2014) zu erkennen. Hier nämlich
sank die Schmerzstärke, in Ruhe, bei LWS-Flexion und LWS-Extension, weit über das
Mindestmaß des MICD-Grenzwertes hinaus. Gleichzeitig sollte man jedoch erwähnen,
dass das 2-monatige aktive Trainingsprogramm einen enorm intensiven Charakter auf-
wies. Baena-Beato et al. (2014) kritisierten in diesem Zusammenhang, man könne diese Therapieintensität aufgrund des relativ hohen Anstrengungslevels gegebenenfalls
nicht jedem Teilnehmer in der Praxis zumuten. Des Weiteren untersuchte man bei der
gleichen Studie nicht die Veränderung des Outcomes (Schmerz) über einen längeren
Zeitraum hinweg – sprich über die Beendigung des Trainingszeitraumes hinweg. Somit
kann nicht klar definiert werden, ob der Behandlungseffekt auch das Potential habe
weiterhin fortzubestehen. Die fehlende Randomisierung der Probanden könnte auch
einen gewissen Einfluss bzw. eine Voreingenommenheit der Partizipienten hervorgerufen haben, was letztendlich eine leichte Verfälschung des Ergebnisses bewirkt haben
könnte. Wie auch Dundar et al. (2009) prangerten Baena-Beato et al. (2014) an, dass
es bisweilen noch keine standardisierte Leitlinie für Aquatherapie bei CLBP im Hinblick
auf Anzahl und Dauer der Trainingseinheiten, gebe. Dies sei insofern notwendig, da
bereits Yozbatiran et al. (2004) eine Reduzierung von Schmerz durch aktive Aquatherapie beobachteten. Interessanterweise, traten hier schon nach 4 Wochen, mit jeweils
3 Trainingstagen pro Woche, positive Effekte auf. Es ist nicht von der Hand zu weisen,
dass auf dem Gebiet der Aquatherapie bei CLBP-Patienten noch relativ wenig Forschung betrieben wurde. So waren es 1997 Sjogren et al. und 1999 Ariyoshi et al., mitunter zwei der ersten, die ernsthaft die Schmerzveränderung bei CLBP-Patienten mit-
hilfe von aktiver Bewegungstherapie im Wasser erforschten. So müsse man in Zukunft

weiterhin die Untersuchung solcher Studien unterstützen. Nur dadurch könnte man einen groben Fahrplan für die Häufigkeit und Dauer von aktiven Aqua-Trainingseinheiten aufstellen, resümieren Dundar et al. (2009). Dennoch, so deren Aussage, sei es bewiesen, dass Bewegungstherapie im Wasser Muskelspannungen löse, Schmerzen reduziere, die Beweglichkeit der Gelenke verbessere und obendrein einen hohen Spaßfaktor für die Teilnehmer darstelle. In der aktuellsten Studie von allen vier verwendeten Studien, nämlich in der von Pires et al. (2015), steckte man die Teilnehmer mit alleiniger aktiver Aquaintervention in die Kontrollgruppe. In der eigentlichen Interventionsgruppe erhielten die Probanden vor dem aktiven Bewegungstraining im Wasser zusätzliche neurophysiologische Schmerzedukation. Dabei kam am Ende heraus, dass hier 60 % der Studienteilnehmer in der Interventionsgruppe ihre Schmerzempfindung reduzieren konnten. In der Kontrollgruppe, mit alleinigem aktivem Bewegungstraining im Wasser, waren es hingegen nur 40 % der Teilnehmer, die ihre Schmerzwahrnehmung real senkten. Vielleicht ist diese Art von Schmerzaufklärung ein Ansatz, der in Zukunft bei weiteren ähnlichen Studien miteinbezogen werden sollte. Zudem gilt es auch in den nächsten Jahren verstärkt auf Studien in diesem Gebiet zu setzen, die weitaus mehr Teilnehmer rekrutieren als es in den vier Studien der Fall war. Darüber hinaus muss zukünftig eine strengere Randomisierung und Verblindung aller Untersuchungsbeteiligten durchgeführt werden. Ansonsten besteht immer die Gefahr Studien in aufwendiger Vorbereitung und Durchführung in die wissenschaftliche Welt zu integrieren zu wollen, die schlussendlich aufgrund mangelnder Validität und Reliabilität in ihrer Zuverlässigkeit vernachlässigt werden müssen.

4. Konklusion

Reflektiert und resümiert man all die bisherigen Ergebnisse, Denkansätze und Erkenntnisse, so kann man es wagen zu behaupten, dass aktive Bewegungstherapie im Wasser tatsächlich wirksame Effekte auf die Schmerzreduzierung bei CLBP-Patienten erzielen kann. Für die Forschungsbeauftragten der Studie von Baena-Beato et al. (2014) war letztendlich klar: die effizienteste Methode um die Symptome von CLBP zu senken sei ein kurzzeitiges (z.b. 2 Monate) und hochfrequentiertes (5 Therapieeinheiten pro Woche) aktives Bewegungstraining im Wasser. Die jeweiligen zugehörigen Therapieinhalte, die dieses Ergebnis erzielen sollen, ergeben sich aus einem Training zur Steigerung der Muskelkraft, der aeroben Ausdauer und der Beweglichkeit. Als weitere Erkenntnis tragen Bello et al. (2011) dazu bei, dass Bewegungstraining im Wasser zu besserer Wirbelsäulenbeweglichkeit führe, als aktives Bewegungstraining an Land. An dieses eben erwähnte Resultat anknüpfend beschreiben die Wissenschaftler um Dundar (2009) folgendes: da Bewegungstherapie im Wasser nachweislich eine höhere Wirbelsäulenflexibilität als Bewegungstherapie an Land erwirke, wäre es ein Kompromiss, diese Art der Intervention als Einstieg in ein allgemeines Bewegungstraining zu verwenden. Schickt man demzufolge Personen mit gravierenden Einschränkungen der Beweglichkeit zunächst für einen bestimmten Zeitraum zum Trainieren in ein Wasserbecken, gilt dies als optimale Ausgangssituation, um das Bewegungstraining schließlich an Land weiterzuführen. Nichtsdestotrotz müssen nähere Angaben zu Standardisierung von Zeitdauer einer Trainingseinheit, Trainingsfrequenz und insgesamter Dauer des aktiven Trainingsprogrammes im Wasser ausgearbeitet werden. Zudem brauchen Physio- oder Trainingstherapeuten klarere Werte bezüglich verschiedener Outcomes im Zeitraum nach Beendigung solcher Therapieprogramme. Letztendlich ist es das Ziel aller, den Klienten so lange wie möglich - auch nach dem gemeinsamen Coachingprogramm - schmerzfrei zu halten. Pires et al. (2015) haben darüber hinaus das Fazit erlangt, dass es für die Teilnehmer, hinsichtlicher der Schmerzreduzierung, profitabler sei, vor dem aktiven Bewegungstraining im Wasser eine neurophysiologische Schmerzedukation anzubieten. Kombiniert man sodann alle diese konkludierten Ergebnisse zu einem neuen kleinen 'Gesamtpaket', erhöht man die Chance dem Patienten bzw. Klienten erfolgreichere Aussichten auf eine mögliche Schmerzreduzierung anbieten zu können, als es vielleicht bei vielen aktiven Trainingsprogrammen im Wasser bis dato der Fall war.

1. Airaksinen, O., Brox, J.I., Cedraschi, C., Hildebrandt, J., Klaber-Moffett, J., Kovacs, F., ... Zaoli, G. (2006). Chapter 4. European guidelines for the management of chronic nonspecific low back pain. *Eur Spine J, 15*, 192-300.

2. Ariyoshi, M., Sonoda, K., Nagata, K., Mashima, T., Zenmyo, M., Paku, C. ... Mutoh, Y. (1999). Efficacy of aquatic exercises for patients with low-back pain. *Kurume Med J., 46(2)*, 91-6.

3. Baena-Beato, P.A., Artero, E.G., Arroyo-Morales, M., Robles-Fuentes, A., Gatto-Cardia, M.C., Delgado-Fernández, M. (2014). Aquatic therapy improves pain, disability, quality of life, body composition and fitness in sedentary adults with chronic low back pain. A controlled clinical trial. *Clinical Rehabilitation, 28(4)*, 350-60.

4. Bello, A.I., Kalu, N.H., Adegoke, B.O.A., Agyepong-Badu, S. (2011). Hydrotherapy versus land-based exercises in the management of chronic low back pain: a comparative study. *Journal of musculoskeletal research, 13(4)*, 159-65.

5. Bender, T., Karagülle, Z., Bálint, G.P., Gutenbrunner, C., Bálint, P.V., Sukenik, S. (2005). Hydrotherapy, balneotherapy and spa treatment in pain management. *Rheumatol Int., 25(3)*, 220-4.

6. Breivik, H., Collett, B., Ventafridda, V., Cohen, R., Gallacher, D. (2006). Survey of chronic pain in Europe: prevalence, impact on daily life, and treatment. *Eur J Pain, 10(4)*, 287-333.

7. Camilotti, B.M., Rodacki, A.L., Israel, V.L., Fowler, N.E. (2009). Stature recovery after sitting on land and in water. *Man Ther. 14(6)*, 685-9.

8. Chevutschi, A., Lensel, G., Vaast, D., Thevenon, A. (2007). An Electromyographic Study of Human Gait both in Water and Dry Ground. *J Physiol Anthropol., 26*, 467-73.

9. Cruz, E.B., Fernandes, R., Carnide, F. (2013). Low levels of pain and disability at the baseline predicts poor outcomes in non specific chronic low back pain after physiotherapy multimodal treatment. In: 8th Interdisciplinary World Congress on Low Back and Pelvic Pain. Dubai, United Arab Emirates.

10. D'Acquisto, L.J., D'Acquisto, D.M., Renne, D. (2001). Metabolic and cardiovascular responses in older women during shallow-water exercise. J Strength Con Res., 15(1), 12-9.

11. Die Bundesregierung. (2015). *Chronische Rückenschmerzen versorgen.* Abgerufen von https://www.bundesregierung.de/Content/DE/Artikel/2015/02/2015-02-10-rueckenschmerzen.html

12. Dundar, U., Solak, O., Yigit, I., Evcik, D., Kavuncu, V. (2009). Clinical effectiveness of aquatic exercise to treat chronic low back pain: a randomized controlled trial.

Spine (Phila Pa 1976), 34(14), 1436-40.

13. Eckardt, A. (2011). Praxis LWS-Erkrankungen – Diagnose und Therapie. Berlin, Heidelberg: Springer Verlag.

14. Emorej Design. (2012, 9. Dezember). 3D Desktop Wasser. Abgerufen von http://www.wallpaperme.de/wallpaper/3d-desktop-wasser

15. Eversden, L., Maggs, F., Nightingale, P., Jobanputra, P. (2007). A pragmatic randomised controlled trial of hydrotherapy and land exercises on overall well being and quality of life in rheumatoid arthritis. *BMC Musculoskelet Disord., 8,* 23.

16. Ferrell, K.M. (1998). Aquatics for people with arthritis. *Lippincotts Prim Care Pract, 2,* 102-4.

17. Geisser, M.E., Theisen-Goodvich, M.E. (2005). Rehabilitation treatment for chronic back pain. In A.J. Haig, M. Colwell (Hrsg.), *Back Pain – A Guide for the Primary Care Physician* (S. 343-350). Philadelphia: ACP Press.

18. Haldeman, S., Dagenais, S. (2008). A supermarket approach to the evidence-informed management of chronic low back pain. *Spine J., 8(1),* 1-7.

19. Konlian, C. (1999). Aquatic therapy: making a wave in the treatment of low back injuries. *Orthop Nurs., 18(1),* 11-20.

20. Kovacs, F.M., Abraira, V., Royuela, A., Corcoll, J., Alegre, L., Cano, A., ... Mufraggi, N. (2007). Minimal clinically important change for pain intensity and disability in patients with nonspecific low back pain. *Spine (Phila Pa 1976), 32(25),* 2915-20.

21. Lin, C.W., McAuley, J.H., Macedo, L., Barnett, D.C., Smeets, R.J., Verbunt, J.A. (2011). Relationship between physical activity and disability in low back pain: a systematic review and meta-analysis. *Pain, 152(3),* 607-13.

22. Mader, T.J., Blank, F.S., Smithline, H.A., Wolfe, J.M. (2003). How reliable are pain scores? A pilot study of 20 healthy volunteers. *J Emerg Nurs., 29(4),* 322-5.

23. Maher, C.G. (2004). Effective physical treatment for chronic low back pain. *Orthop Clin North Am., 35(1),* 57-64.

24. McNeal, R.L. (1990). Aquatic therapy for patients with rheumatic disease. *Rheum Dis Clin North Am., 16(4),* 915-29.

25. Mooventhan, A., Nivethitha, L. (2014). Scientific Evidence-Based Effects of Hydrotherapy on Various Systems of the Body. *N Am J Med Sci, 6(5),* 199-209.

26. Nachemson, A.L. (1992). Biopsychosocial analysis of low back pain. *Bailliers Clin Rheumatol, 6(3),* 523-57.

27. Ogon, M., Krismer, M., Söllner, W., Kantner-Rumplmair, W., Lampe, A. (1996). Chronic low back pain measurement wich visual analogue scales in different settings. *Pain, 64(3),* 425-8.

28. Ostelo, R.W., de Vet, H.C. (2005). Clinically important outcomes in low back pain. *Best Pract Res Clin Rheumatol., 19(4)*, 593-607.

29. Ostelo, R.W., Deyo, R.A., Stratford, P., Waddell, G., Croft, P., von Korff, M., ... de Vet, H.C. (2008). Interpreting change scores for pain and functional status in low back pain: towards international consensus regarding minimal important change. *Spine (Phila Pa 1976), 33(1)*, 90-4.

30. Phan, N.Q., Blome, C., Fritz, F., Gerss, J., Reich, A., Ebate, T., ... Ständer, S. (2012). Assessment of pruritus intensity: prospective study on validity and relia- bility of the visual analogue scale, numeric rating scale and verbal rating scale in 471 patients wicht chronic pruritus. *Acta Derm Venereol., 92(5)*, 502-7.

31. Pires, D., Cruz, E.B., Caeiro, C. (2015). Aquatic exercise and pain neurophysiology education versus aquatic exercise alone for patients with chronic low back pain: a randomized controlled trial. *Clinical Rehabilitation, 29(6)*, 538-47.

32. Rainville, J., Hartigan, C., Martinez, E., Limke, J., Jouve, C., Finno, M. (2004). Ex- ercises as a treatment for chronic low back pain. *Spine J., 4(1)*, 106-15.

33. Schneider, S., Mohnen, S.M., Schiltenwolf, M., Rau, C. (2007). Comorbidity of low back pain: representative outcomes of a national health study in the Federal Republic of Germany. *Eur J Pain, 11(4)*, 387-97.

34. Shnayderman, I., Katz-Leurer, M. (2013). An aerobic walking programme versus muscle strengthening programme for chronic low back pain: a randomized con- trolled trial. *Clin Rehabil., 27(3)*, 2017-14.

35. Silva, L.E., Valim, V., Pessanha, A.P., Oliveira, L.M., Myamoto, S., Jones, A., Na- tour, J. (2008). Hydrotherapy versus conventional land-based exercise for the management of patients with osteoarthritis of the knee: a randomized clinical trial. Phys Ther., 88(1), 12-21.

36. Sjogren, T., Long, N., Storay, I., Smith, J. (1997). Group hydrotherapy versus group land-based treatment for chronic low back pain. *Physiother Res Int., 2(4)*, 212- 22.

37. Tsourlou, T., Benik, A., Dipla, K., Zafeiridis, A., Kellis, S. (2006). The effects of a twenty-four-week aquatic training program on muscular strength performance in healthy elderly women. *J Strength Cond Res., 20(4)*, 811-8.

38. Waddell, G. (1992). Biopsychosocial analysis of low back pain. *Bailliers Clin Rheu- matol, 6(3)*, 523-57.

39. Wenig, C.M., Schmidt, C.O., Kohlmann, T., Schweikert, B. (2009). Costs of back pain in Germany. *Eur J Pain, 13(3)*, 280-6.

40. Weston, M., Taber, C., Casagranda, L., Cornwall, M. (1994). Changes in local blood volume during cold gel pack application to traumatized ankles. *J Orthop*

Sports Phys Ther, 19, 197-9.

41. Yozbatiran, N., Yildirim, Y., Parlak, B. (2004). Effects of fitness and aquafitness exercises on physical fitness in patients with chronic low back pain. *Pain Clin, 16,* 35-42.

Messinstrumente bezüglich Outcome Schmerz:

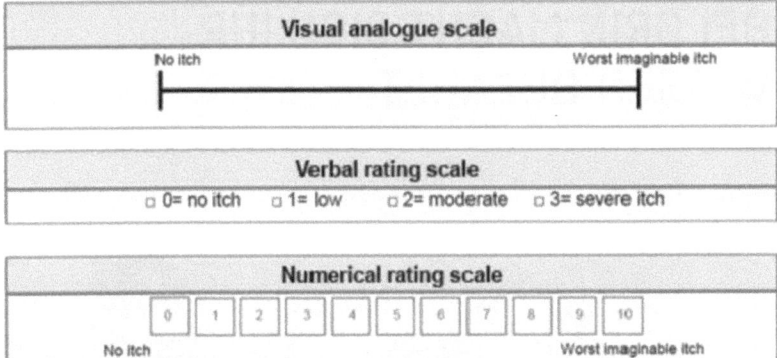

Abbildung 2: für diese Arbeit relevante Darstellungen der VAS und NRS (Phan et al., 2012)

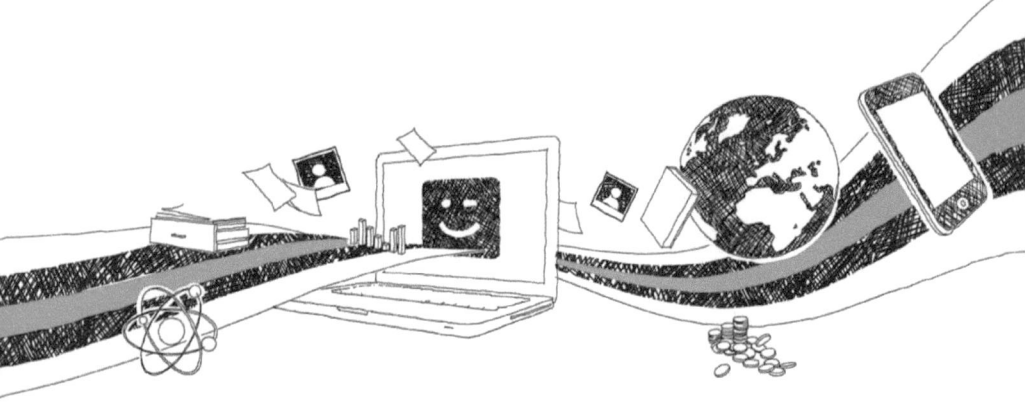

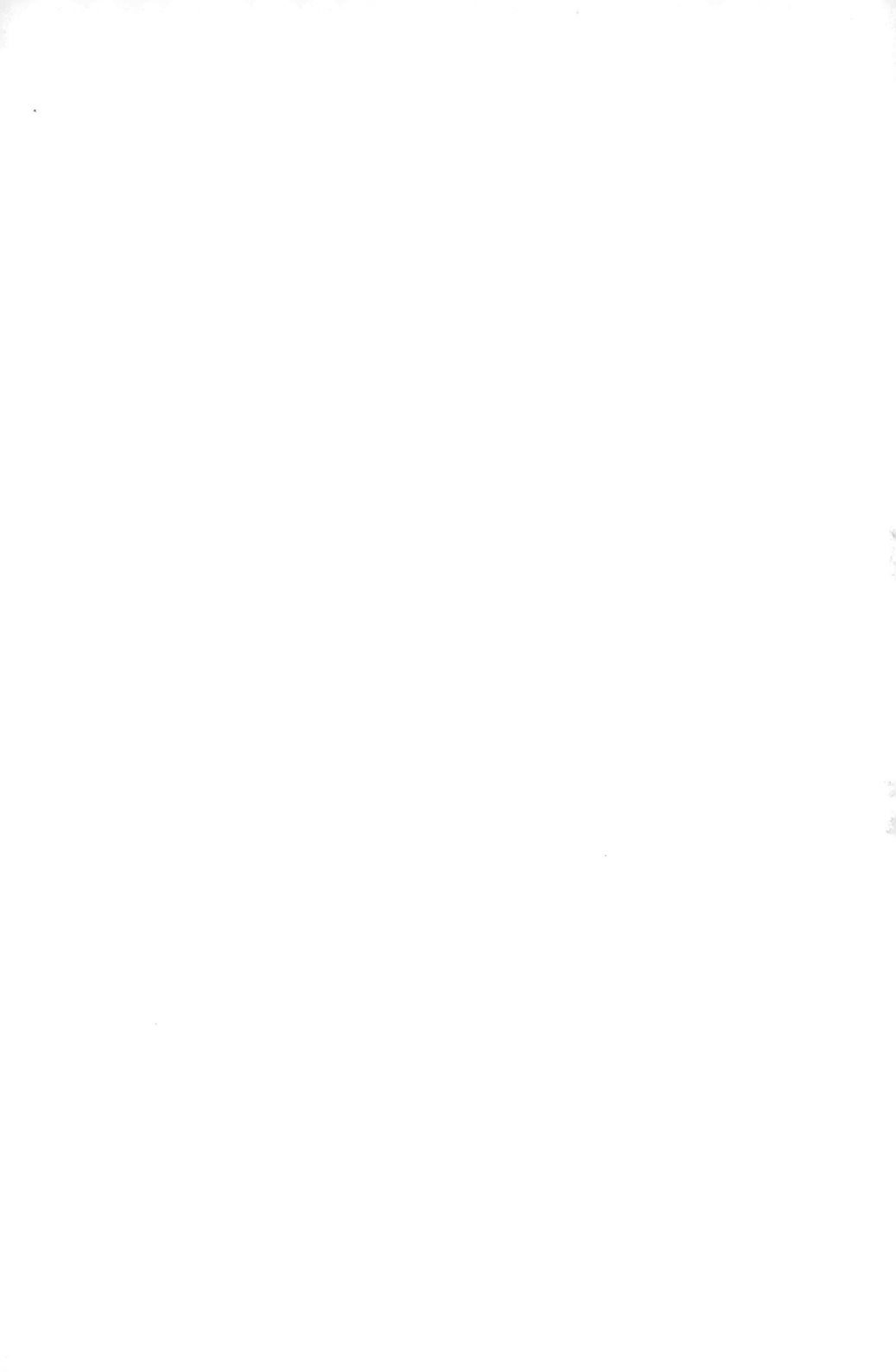